Paola Lisset Acevedo Quezada
Aurora Beatriz Ortiz Cruz

Protocolo de cuidados para os doentes

Paola Lisset Acevedo Quezada
Aurora Beatriz Ortiz Cruz

Protocolo de cuidados para os doentes

com abcesso cervical profundo de origem dentária. Relato de um caso

ScienciaScripts

Imprint
Any brand names and product names mentioned in this book are subject to trademark, brand or patent protection and are trademarks or registered trademarks of their respective holders. The use of brand names, product names, common names, trade names, product descriptions etc. even without a particular marking in this work is in no way to be construed to mean that such names may be regarded as unrestricted in respect of trademark and brand protection legislation and could thus be used by anyone.

Cover image: www.ingimage.com

This book is a translation from the original published under ISBN 978-613-9-40129-1.

Publisher:
Sciencia Scripts
is a trademark of
Dodo Books Indian Ocean Ltd. and OmniScriptum S.R.L publishing group

120 High Road, East Finchley, London, N2 9ED, United Kingdom
Str. Armeneasca 28/1, office 1, Chisinau MD-2012, Republic of Moldova, Europe
Printed at: see last page
ISBN: 978-620-7-75962-0

Protocolo de atendimento a pacientes com abcesso cervical profundo de origem dentária no Hospital Geral do Xoco: Relato de um caso.

Autor: *PAOLA LISSET ACEVEDO QUEZADA.
**LAURA BEATRIZ ORTIZ CRUZ.

Índice

INTRODUÇÃO

O abcesso profundo do pescoço é uma entidade clínica potencialmente grave. Um tratamento e uma gestão inadequados podem levar à sua progressão e estão associados a uma elevada morbilidade e mortalidade. O abcesso profundo do pescoço continua a ser observado em países em desenvolvimento como o México.

As infecções odontogénicas revelam a sua etiologia principalmente nas lesões periapicais, doença periodontal, necrose pulpar, cáries, bem como na invasão bacteriana nos tecidos anatómicos adjacentes. Em termos de microbiologia, os organismos mais comuns envolvidos neste processo infecioso são: Estreptococos, Estafilococos, espécies de Pepto-estreptococos e organismos anaeróbios, constituindo um ecossistema polimicrobiano.

Existem vários factores que podem influenciar a complicação da doença, tais como a idade, doenças sistémicas associadas, número e tipo de espaços anatómicos afectados. Devido à relação entre os espaços aponeuróticos primários e secundários, as infecções odontogénicas previamente localizadas tendem a espalhar-se rapidamente para as partes profundas do pescoço e até mesmo para o mediastino, dependendo da localização da infeção odontogénica. Sabe-se agora que a infeção profunda do abcesso cervical pode conduzir e predispor a condições clínicas secundárias mais graves, como o comprometimento das vias respiratórias, a mediastinite, a septicemia, a síndrome da resposta inflamatória sistémica e até a fasceíte necrosante.

Entre as comorbilidades mais comuns na nossa população mexicana encontram-se as doenças endocrinológicas, como a diabetes mellitus, as doenças de imunodeficiência, como a infeção pelo vírus da imunodeficiência humana, o tratamento com esteróides ou os doentes com cancro submetidos a quimioterapia ou radioterapia. Estes doentes representam um risco mais elevado de apresentar uma doença que progride para a gravidade, bem como uma maior tendência para desenvolver complicações, razão pela qual devem ser identificados precocemente e encaminhados de forma adequada para minimizar o risco de morte.

A impregnação precoce com antibioticoterapia endovenosa de largo espetro, a incisão, a drenagem e a cultura com antibiograma das secreções (que nos fornecerá um estudo microbiológico definitivo da bactéria causadora), bem como a irrigação e a limpeza cirúrgica manual contínua no pós-operatório são itens básicos que são considerados a base do tratamento para a sobrevivência do paciente com infeção odontogénica profunda do pescoço.

Devido ao edema da mucosa e das estruturas anatómicas envolvidas pela compressão gerada pelo abcesso, pode ocorrer um comprometimento das vias aéreas. Os doentes diagnosticados com abcesso cervical profundo apresentam sistematicamente um comprometimento das vias aéreas, o que pode levar a uma hipoxia aguda. A gestão das vias aéreas inclui a intubação endotraqueal ou a traqueostomia como estratégia de tratamento.

O principal objetivo deste trabalho é informar os médicos dentistas generalistas, especialistas em medicina dentária e médicos sobre a etiologia, as fases da infeção odontogénica e os factores que predispõem os pacientes a desenvolver um abcesso cervical profundo, bem como o diagnóstico correto dos abcessos odontogénicos e como proceder. Tem sempre em mente que os elementos mais importantes na gestão desta condição são a prevenção e o diagnóstico atempado.

ANTECEDENTES HISTÓRICOS

Os primeiros registos da utilização de drenagem em infecções foram feitos por Hipócrates de Cós (460-377 a.C.), um antigo médico grego, que descreve nos tratados de Hipócrates a colocação de um dreno no tórax para drenar um empiema. [1]

Ambrose Paré (1510-1590), cirurgião de origem francesa, descreveu o tratamento de feridas e a utilização de tubos para a drenagem de abcessos. Os tubos descritos eram feitos de ouro e prata, bem como de chumbo e latão; são datados como curvos e com orifícios; deixou um fio tutor para evitar a migração do dreno para a cavidade abdominal. [2]

Em 1543, Andreas Vesalius descreveu como a entubação traqueal podia salvar vidas.

Não há descrição de nenhum cirurgião antes de Brasavola (1500-1570) que descreveu o tratamento cirúrgico bem sucedido da Angina de Ludwig em 1546. [3]

Lorenz Heister (1683-1758), um notável anatomista e cirurgião de origem alemã, seguiu o princípio da capilaridade na sua obra Chirurgie, publicada em 1739, sendo por isso também considerado um dos promotores e descritores da drenagem capilar, pioneiro da drenagem da rosa de Pen. [4]

A infeção dos espaços faciais foi reconhecida e descrita desde o tempo de Galeno no século II. Nos seus estudos, descreveu um espaço cervical profundo. A luta do homem contra os microrganismos remonta à civilização antiga. [5]

As infecções odontogénicas eram a quarta principal causa de morte, de acordo com os Actos de Mortalidade de Londres no início do século XVII, e estavam associadas a uma taxa de mortalidade entre 10% e 40% na era pré-antibiótica. [6]

A angina de Ludwig foi descrita por volta de 1836 pelo médico alemão Wilhelm Friedrich Von Ludwig. A causa bacteriana da doença era desconhecida, pelo que Ludwig nunca a associou a uma infeção, muito menos a uma odontogénica. Descreve-a como: "Uma induração gangrenosa dos tecidos conjuntivos envolvendo os músculos da laringe e o pavimento da boca". Observa que a doença se agrava progressivamente, resultando quase sempre em morte no prazo de dez a doze dias. [7]

A origem do termo "antibiótico" remonta à palavra "antibiose" que Paul Vuillemin utilizou pela primeira vez como antónimo de simbiose na sua publicação de 1890 para descrever a ação antagónica entre diferentes microrganismos. [8]

As contribuições posteriores do médico alemão Robert Koch também foram transformadoras. As suas descobertas, incluindo os chamados quatro "postulados de Koch" que estabelecem uma relação causal entre os microrganismos e as doenças. [8]

Alexander Fleming, bacteriologista do St. Mary's Hospital, regressou ao seu laboratório em Paddington (Westminster, Londres) e encontrou uma colónia de *Staphylococcus aureus* que tinha deixado na sua bancada contaminada com um fungo (*Penicillium notatum*). Reparou que, na proximidade do fungo, os estafilococos sofriam lise, enquanto as colónias mais afastadas pareciam normais e não eram afectadas. Fleming cultivou e tratou várias estirpes de bactérias patogénicas com *Penicillium notatum* para observar efeitos semelhantes aos observados anteriormente com estafilococos, especialmente para bactérias Gram-positivas. Concluiu que o fungo excretava uma substância que matava as bactérias e deu-lhe o nome de penicilina em março de 1929.[8]

Na década de 1930, Grodinsky e Holyoke descreveram as fáscias aponeuróticas e os conceitos relacionados com a propagação da infeção através de espaços anatómicos contíguos. O conhecimento destes compartimentos e da sua ligação anatómica é fundamental para compreender a propagação das infecções do espaço da cabeça e do pescoço. [9]

No início de 1941, o polícia Albert Alexander, que sofria de uma infeção facial grave que conduziu a uma septicemia, foi tratado com penicilina. O seu estado melhorou significativamente durante os primeiros cinco dias de tratamento, mas infelizmente o fornecimento limitado de medicamentos esgotou-se e o doente morreu devido à septicemia. [8]

No volume de 1943 do Journal of Oral Surgery, Tichy relatou o estado do tratamento das infecções profundas do pescoço. Considerou que as bactérias causadoras habituais eram *Borrelia vincenti*, Streptococcus, Staphylococcus, Diplococcus ou *Bacillus septicus*. [6]

Em 1945, Fleming chamou a atenção numa publicação do New York Times para o risco da penicilina devido à resistência bacteriana (estafilocócica) e sugeriu que a utilização excessiva e a subdosagem eram possivelmente responsáveis. [8]

A década de 1950 daria início a uma nova safra de novos antibióticos, entre os quais os mais proeminentes eram as eritromicinas. [8]

Pouco depois da descoberta das eritromicinas, foi descoberta outra família de antibióticos, os glicopeptídeos. O primeiro membro desta classe foi isolado em 1953 do *Streptomyces Orientalis* encontrado numa amostra de solo do Bornéu. Mais tarde designado por vancomicina, era especialmente ativo contra bactérias Gram-positivas e contra estafilococos resistentes à penicilina. A vancomicina foi aprovada como agente clínico para o tratamento de infecções bacterianas em 1958. [8]

Posteriormente, a investigação farmacêutica alterou a química da penicilina numa tentativa de evitar o rápido desenvolvimento da resistência, introduzindo no mercado a ampicilina, seguida da amoxicilina, que deu origem à augmentina (amoxicilina com ácido clavulânico). [10]

Na década de 1960, no Hospital Bellevue, foi utilizado um "cocktail" intramuscular de penicilina e um aminoglicosídeo (estreptomicina) sem quaisquer dados sólidos que demonstrassem um efeito eficaz na prevenção da infeção em maxilares fracturados. Alguns anos mais tarde, Zallen e Curry apresentaram um estudo controlado que demonstra que os antibióticos são muito eficazes na prevenção da infeção pós-fratura. [10]

O trimetoprim é outro antibiótico sintetizado em 1962, tendo-se verificado que este composto apresentava fortes actividades antibacterianas contra bactérias Gram-positivas e Gram-negativas. No mesmo ano, os primeiros dados clínicos de sucesso foram a descoberta de efeitos sinérgicos quando o medicamento foi administrado a doentes juntamente com sulfonamidas. [8]

Antes da década de 1980, a decisão de hospitalizar doentes com infecções odontogénicas era um tema muito debatido, baseado na experiência e no julgamento cirúrgico. [10]

Atualmente, estão disponíveis várias gerações de cefalosporinas, bem como a lincomicina, que deu origem à clindamicina, e outras opções como os macrólidos e as fluoroquinolonas. [10]

CELULITE

Define-se como a fase que ocorre no decurso do desenvolvimento de uma infeção odontogénica não demarcada em que há ausência de pus e ocorre após 3-5 dias, em que a inflamação se torna mais firme, vermelha e muito dolorosa à palpação, resultante da flora mista infetante que estimula a resposta inflamatória intensa. [11]

ABSCESO

Um abcesso é definido como uma coleção localizada de pus numa cavidade formada como resultado da rutura celular e da necrose dos tecidos (membrana piogénica), resultando num nódulo eritematoso firme, doloroso e flutuante. [12]

ETIOPATOGENIA

Na maioria das vezes, as bactérias envolvidas no processo infecioso fazem parte da flora comensal que normalmente habita o ambiente nativo do hospedeiro, e quando se gera um desequilíbrio entre o hospedeiro e o agente causador, ocorre a infeção. Estas bactérias são, na sua maioria, cocos aeróbios Gram-positivos, cocos anaeróbios Gram-positivos e bacilos anaeróbios Gram-negativos, que são as principais causas de várias doenças comuns, como a cárie dentária, a gengivite e a periodontite. Quando estas bactérias conseguem penetrar nos tecidos profundos subjacentes, por exemplo, num dente com polpa dentária necrótica ou numa bolsa periodontal, existe uma grande possibilidade de infeção odontogénica. [11]

As infecções odontogénicas têm a sua origem principalmente em dois locais bem descritos:

1) Localização periapical, como resultado da necrose pulpar e subsequente penetração bacteriana nos tecidos periapicais.

2) Localização periodontal, como resultado da formação de uma bolsa periodontal profunda que permite a inoculação de bactérias nos tecidos moles circundantes.

Destas duas origens, a origem apical é a mais comum no desenvolvimento de infecções odontogénicas.[11]

A necrose pulpar tem a sua etiologia em cáries profundas não tratadas, que proporcionam uma via de entrada perfeita para as bactérias penetrarem nos tecidos periapicais. Tendo sido inoculada nestes tecidos e estabelecido uma infeção potencialmente ativa, a infeção tende a propagar-se por todos os caminhos possíveis. A infeção espalha-se ao longo do caminho para o osso esponjoso até encontrar uma placa cortical de osso. Se esta placa cortical for fina, a infeção consegue corroer todo o osso, penetrando assim nos tecidos moles circundantes. [11]

À medida que a infeção continua a progredir para níveis mais profundos, diferentes membros da flora infetante têm a capacidade de encontrar condições ideais para se desenvolverem e, por conseguinte, aumentam em número com base noutras espécies anteriormente dominantes no ambiente. A condição polimicrobiana e multimicrobiana destas infecções faz com que seja da maior importância que o clínico assimile e identifique a grande variedade de bactérias susceptíveis de causar a infeção. Na maioria das infecções odontogénicas, podem ser identificadas, em média, cinco espécies de bactérias em crescimento simultâneo no processo agudo, analisadas por cultura. [11]

Outro fator muito importante é a capacidade de tolerância ao oxigénio das bactérias nas infecções odontogénicas. A flora oral é uma conjugação de bactérias de origem aeróbia e anaeróbia, sendo comum detetar que na maioria das infecções odontogénicas estão presentes estes dois tipos de bactérias. Considera-se que as infecções originadas exclusivamente por bactérias de origem aeróbia representam 6% de todas as infecções odontogénicas. As bactérias anaeróbias encontram-se em 44% destas infecções. As infecções odontogénicas causadas por uma confluência de bactérias aeróbias e anaeróbias representam 50% de todas as infecções odontogénicas. [11]

As bactérias dominantes de origem aeróbia nas infecções odontogénicas são as correspondentes ao grupo dos *Streptococcus milleri*, *S. viridans, S. anginosus, S. intermedius e S. constellatus.* Estas bactérias facultativas são capazes de se desenvolver tanto na presença como na ausência de oxigénio, tendo a capacidade de iniciar o processo de invasão nos tecidos mais profundos. [11]

O mecanismo pelo qual esta flora bacteriana mista produz e desenvolve a infeção é agora bem compreendido. Após o primeiro passo, que é a inoculação bacteriana nos tecidos profundos, os microrganismos facultativos do grupo *S. milleri* começam a sintetizar hialuronidase, o que permite a disseminação e a propagação e invasão da bactéria causadora da infeção, percorrendo o seu caminho através do tecido conjuntivo que, posteriormente, levará ao aparecimento do quadro clínico conhecido como: Fase celulítica da infeção odontogénica. [11]

Os subprodutos metabólicos produzidos pelo grupo Streptococcus proporcionam um ambiente favorável ao crescimento e desenvolvimento de microrganismos anaeróbios, que incluem

1. Libertação de nutrientes essenciais.

2. pH baixo dos tecidos.

3. Consumo de oxigénio local. [11]

Neste ambiente podem desenvolver-se e predominar bactérias de origem aeróbia e, à medida que se reduz o potencial de redução de oxigénio, começam a predominar bactérias de origem anaeróbia, que têm a capacidade de provocar necrose e liquefação dos tecidos graças à síntese de proteínas do tipo colagenase. Com a degradação do colagénio e em conjunto com a necrose e a lise dos leucócitos presentes na infeção, atinge-se uma fase de formação de microabscessos que tendem a coalescer até se gerar um abcesso bem demarcado com sinais clinicamente reconhecíveis. As bactérias de origem anaeróbia são maioritariamente identificadas na fase de abcesso e, por vezes, podem ser os únicos microrganismos identificados nas culturas microbiológicas. [11]

A evolução de uma flora aeróbia para uma anaeróbia está relacionada com o tipo de inflamação que ocorre na área infetada. Por isso, as infecções odontogénicas são estudadas e descritas em quatro fases:

> 1. Nos primeiros 3 dias do início dos sintomas, é descrita uma inflamação de aspeto pastoso, com uma consistência macia e ligeiramente dolorosa à palpação, que representa a fase de inoculação, em que os estreptococos começam a formar colónias e a invadir o hospedeiro.
>
> 2. Entre os dias 3 e 5, a inflamação torna-se mais firme e consolidada, de aspeto vermelho e doloroso à palpação. Nesta fase, a flora bacteriana

mista estimula uma resposta inflamatória intensa que é conhecida como a fase celulítica ou fase da celulite.

3. Entre os dias 5 e 7, os microrganismos anaeróbios começam a prevalecer, produzindo um abcesso descrito como "liquefação" na zona central da área inflamada e infetada. Esta fase é conhecida como a fase do abcesso. A cor amarela do pus subjacente pode ser vista através das camadas epiteliais finas. Nesta fase, aplica-se corretamente o termo flutuação. A flutuação consiste em palpar uma onda de líquido com uma mão enquanto o abcesso é comprimido com a outra.

4. Finalmente, se o abcesso tiver um desfecho em que drena espontaneamente através da pele, da mucosa ou é drenado cirurgicamente, inicia-se a fase de resolução, caracterizada por um aumento do sistema imunitário, que começa a combater as bactérias causadoras da infeção, seguido de um processo de cicatrização e reparação dos tecidos. [11, 12]

Quando a infeção corrói a placa cortical no lado alveolar do osso, espalha-se para locais anatómicos previsíveis. A localização da infeção que surge de um dente específico é determinada por dois factores principais: a espessura do osso que rodeia o ápice do dente e a relação da área de perfuração óssea com as ligações musculares da massa facial. [11]

Ver tabela n.1 Descrição das fases e da evolução da infeção odontogénica. [11]

Fases e evolução da infeção odontogénica.

Características	Tempo de inoculação (edema)	Celulite	Abcesso
Duração	0 - 3 dias	3-7 dias	Após 5 dias
Escala de dor	Médio-moderado	Grave e generalizada	Grave-moderado e localizado
Tamanho	Variável	Grande	Menor
Localização	Fuzzy	Fuzzy	Circunscrito
Palpação	Macio, pastoso, gelatinoso	Indurada	Flutuante, centro mais suave
Aparência	Coloração normal	Eritematoso	Eritematoso na periferia
Características clínicas	Normal	Woody	Centro luminoso
Temperatura da zona	Hiperemia normal ou ligeira	Hiperemia ligeira	Moderadamente hiperémico
Perda de função	Normal ou mínimo	Grave	Moderadamente grave
Grau de desconforto	Edema	Conteúdo hemático, pus	Pus

Gravidade	Médio	Severo	Moderadamente grave
Progressão	Em ascensão	Cresce	Diminuir
Bactérias predominantes	Aeróbica	Misto	Anaeróbico

FÁSCIA CERVICAL

A fáscia é definida como uma camada envolvente e circundante de tecido conjuntivo fibroso denso localizado por baixo da pele. Existem diferentes camadas que protegem e envolvem o tecido muscular, quer de origem superficial, quer de origem mais profunda. [9]

A fáscia superficial é uma camada composta por tecido conjuntivo localizada imediatamente por baixo da pele. Contém gordura, vasos sanguíneos, linfáticos, glândulas e nervos. [9]

A fáscia profunda, também conhecida como fáscia de revestimento, envolve os músculos e serve para suportar os tecidos como uma bainha elástica. Pode fornecer bainhas fibrosas para tendões, origens e inserções musculares e a formação de retináculos (a palavra "retináculo" vem do latim *retinaculum* e significa "estrutura em forma de teia que suporta um órgão ou tecido"). [9]

A fáscia cervical profunda é composta por três camadas: camada superficial, camada média e camada profunda. [9]

A camada superficial, também conhecida como camada de revestimento, envolve o músculo trapézio, o músculo esternocleidomastóideo, a glândula submandibular e a glândula parótida. Superiormente, esta camada é contígua à fáscia temporal profunda e à fáscia parótido-masetérica. [9]

A camada média é constituída por uma fáscia que envolve os músculos infra-hióideos e tem duas camadas que envolvem as estruturas esterno-hióidea, omo-hióidea, esterno-tiroideia e tiro-hióidea. [9]

A fáscia visceral envolve a tiroide, a traqueia, a laringe, o esófago e a faringe.

A fáscia bucofaríngea cobre o músculo bucinador e a faringe para se fundir com a fáscia pré-traqueal. [9]

A fáscia pré-traqueal reveste a glândula tiroide, a traqueia e a laringe e funde-se com a parte inferior do pericárdio. [9]

A camada profunda é constituída pelas fáscias alar e pré-vertebral. A fáscia alar separa-se da fáscia pré-vertebral para passar entre os processos transversos vertebrais e junta-se lateralmente à bainha carotídea. A fáscia pré-vertebral é uma bainha que envolve a coluna vertebral e os seus músculos. Contém os vasos axilares, o plexo braquial e os troncos simpáticos. [9]

As infecções têm a capacidade de afetar estruturas contíguas e próximas do mediastino, tendo a sua origem nos espaços retrofaríngeo, pré-traqueal e pré-vertebral. [9]

A bainha carotídea é uma estrutura composta por camadas de fáscia cervical profunda; contém o nervo vago, a veia jugular interna e as artérias carótidas comum e interna. [9]

Sabe-se que onze "espaços aponeuróticos" criados pelas fáscias estão presentes e são contíguos à anatomia profunda do pescoço. [9]

ESPAÇOS APONEURÓTICOS

Os espaços aponeuróticos potencialmente perigosos do pescoço são descritos com base numa anatomia complexa, em que as infecções são frequentemente secundárias a uma disseminação contígua a partir de sítios locais, continuando ao longo dos planos faciais para, em última análise, criar abcessos e/ou penetração da infeção no nível do espaço profundo do pescoço. [13]

Ver tabela n.2 (Classificação dos espaços anatómicos da cabeça e do pescoço de acordo com o seu nível de gravidade no decurso de uma infeção odontogénica). [11]

Os espaços aponeuróticos odontogénicos primários envolvem espaços faciais que estão em associação e relação direta com o complexo dentoalveolar. O complexo dentoalveolar é composto pelos dentes, tecidos gengivais e tecido ósseo circundante. [9]

Um espaço aponeurótico odontogénico primário é diretamente contíguo à origem da infeção odontogénica dentoalveolar. São classificados como: Infraorbital, Bucal, Subperiosteal, Infratemporal, Temporal Superficial, Submandibular, Submental, Submental, Sublingual, Pterigomandibular, Submasetérico. [9]

Um espaço aponeurótico odontogénico secundário está próximo de um espaço primário e pode ser afetado devido a uma associação anatómica. São classificados como: Lateral faríngeo, Retrofaríngeo, Parotídeo, Pré-vertebral, Pré-traqueal, Espaço de perigo, Espaço carotídeo.[9]

Classificação dos espaços anatómicos da cabeça e do pescoço de acordo com a sua gravidade.	
Grau de gravidade 1: Baixo grau de ameaça para as estruturas anatómicas vitais.	Vestibular Subperiosteal Infra-orbital Oral

Grau de gravidade 2: Gravidade média da ameaça às estruturas anatómicas vitais.	Submandibular Submental Sublingual Pterigomandibular Submassetérico Temporário pouco profundo Temporal profundo (infratemporal)
Grau de severidade 3: ameaça de grande gravidade para as estruturas anatómicas vitais.	Lateral da faringe Retrofaríngeo Pré-traqueal
Grau de gravidade 4: Gravidade extrema da ameaça às estruturas anatómicas vitais.	Espaço de perigo Mediastino Infeção intracraniana

DISSEMINAÇÃO E DRENAGEM ANATÓMICA

A Tabela 3 apresenta a tendência de disseminação infecciosa de acordo com o dente envolvido, bem como o conteúdo, as relações anatómicas e o tipo de abordagem recomendada para a incisão e drenagem de cada espaço anatómico. [14]

Relações, conteúdos e abordagens nos espaços aponeuróticos profundos.				
Espaço	Causas comuns e dentes relacionados	Conteúdo	Espaços adjacentes	Tipo de abordagem recomendada para a incisão e drenagem
Oral	Molares superiores Molares inferiores	Ducto parotídeo Artéria e veia facial anterior Artéria e veia facial transversal Gordura oral	Infra-orbital Pterigomandibular Infratemporal	Intra-oral (pequeno) Extra-oral (largo)
Infra-orbital	Molares superiores, caninos superiores	Artéria e veia angulares Nervo infra-orbital	Oral	Intra-oral
Submandibular	Molares inferiores	Glândula submandibular Artéria e veia faciais Nódulos linfáticos	Sublingual Submental Lateral da faringe Oral	Extra-oral

Submental	Frente inferior Fratura da sínfise mandibular	Veia jugular anterior Nódulos linfáticos	Submandibular	Extra-oral
Sublingual	Molares inferiores Trauma direto	Glândula sublingual Conduta de Wharton Nervo lingual Artéria e veia sublinguais	Submandibular Lateral da faringe Visceral (traqueia, esófago)	Intra-oral Intra-oral - Extra-oral
Pterigomandibular	Terceiros molares inferiores Fratura do ângulo mandibular	Divisão mandibular do nervo trigémeo. Artéria e veia alveolares inferiores	Oral Lateral da faringe Submaseterico Profundidade temporária Parotideo Peritonsilares	Intra-oral Intra-oral - Extra-oral
Submaseterico	Terceiros molares inferiores Fratura do ângulo mandibular	Artéria e veia masséteres	Oral Pterigomandibular Temporário pouco profundo Parotideo	Intra-oral Intra-oral - Extra-oral
Infra-temporal e temporal profundo	Molares superiores	Plexo pterigoide Artéria e veia maxilares	Oral Temporário pouco profundo	Intra-oral Extra-oral Intra-oral - Extra-oral

		Divisão mandibular do nervo trigémeo.	Seio petroso inferior (venoso)	
Temporário pouco profundo	Molares superiores Molares inferiores	Massa lubrificante temporária Ramo temporal do nervo facial.	Oral Profundidade temporária	Intra-oral Extra-oral Intra-oral - Extra-oral
Lateral faríngea ou parafaríngea	Terceiros molares inferiores Infeção das amígdalas em espaços contíguos	Artéria carótida Veia jugular interna Nervo vago Cadeia simpática cervical	Pterigomandibular Submandibular Sublingual Peritonsilares Retrofaríngeo	Intra-oral Intra-oral - Extra-oral

A Tabela 4 abaixo descreve as fronteiras e os limites de cada um dos espaços anatómicos profundos da cabeça e do pescoço. [14]

Espaço	Borda frontal	Borda traseira	Borda superi or	Borda inferior	Superfici al ou medial	Profundo ou lateral
Oral	Comiss ura labial	Músculo masseter	Maxila Espaç o infra-orbital	Pele e tecido dos maxilar es	Tecido subcutân eo	Músculo bucinado r

Infra-orbital	Cartilagens nasais	Espaço para a boca	Músculo elevador dos lábios superiores	Mucosa oral Músculo elevador do ângulo do olho	Músculo elevador dos lábios superiores	Músculo Levator anguli oris, maxilar
Submandibular	Ventre anterior do músculo digástrico	Ventre posterior dos músculos digástrico, estilo-hióideo, estilofaríngeo e faríngeo	Superfície inferior e medial da mandíbula	Tendão do músculo digástrico	Platisma e músculo da fáscia envolvente	Músculos mio-hioideu, hioglosso e constritor superior
Submental	Rebordo inferior da mandíbula	Osso hioide	Músculo milo-hióideo			Barrigas anteriores do músculo digástrico
Sublingual	Superfície lingual mandibular	Espaço submandibular	Mucosa oral	Músculo milo-hióideo	Músculos da língua	Superfície lingual da mandíbula
Pterigomandibular	Espaço para a boca	Glândula parótida	Músculo pterigoide lateral	Rebordo inferior da mandíbula	Músculo pterigogóideo medial	Ramos ascendentes mandibulares

Submasseté rico	Espaço para a boca	Glândula parótida	Arco zigomá tico	Rebor do inferior da mandí bula	Ramo ascende nte mandibul ar	Músculo massete r
Lateral da faringe	Múscul os constrit ores da faringe superio r e média	Bainha da carótida e fáscia do escaleno	Base do crânio	Osso hioide	Constrito res faríngeo s e espaço retrofarín geo	Músculo pterigoid e medial
Retrofarínge o	Múscul os constrit ores da faringe superio r e média	Fáscia da asa	Base do crânio	Fusão da fáscia alar e pré-vertebr al ao nível da cervica l 6 e da torácic a 4	-	Veia carótida e espaço faríngeo lateral
Pré-traqueal	Fáscia esterno - tiroidei a e fáscia tiroidei a	Espaço retrofarín geo	Cartila gem da tiroide	Medias tino superi or	Esterno-tiroideu - fáscia tiro-hioideia	Fáscia visceral, traqueia, glândula tiroide

As infecções odontogénicas que têm origem em molares inferiores infectados/cariados tendem a destruir mais frequentemente o osso cortical da área lingual. As infecções dos molares têm o seu trajeto de drenagem por via bucal ou lingual. O músculo milo-hióideo é um ponto anatómico da maior relevância, pois determina se a infeção odontogénica que drenou por via lingual vai progredir para cima, até aos limites deste músculo no espaço sublingual, ou para baixo, ao nível do plano submandibular. [11]

A infeção odontogénica mais prevalente é o abcesso do espaço vestibular. Muitas vezes, os pacientes não procuram tratamento para esta condição e ela passa despercebida, pelo que a condição pode drenar espontaneamente, levando à sua resolução ou, por outro lado, à natureza crónica da condição. A infeção tende a reaparecer devido ao encerramento da área previamente drenada. Por vezes, o abcesso cria um trato sinusal crónico que drena para a cavidade oral ou para a pele. Enquanto o trato sinuoso crónico continuar a drenar, o doente não sofrerá dores; no entanto, este seria o cenário ideal, mas não é frequente, e muito menos a solução para o problema. Normalmente, a administração de antibióticos interrompe temporariamente a drenagem de material infetado, mas no final do tratamento com antibióticos, a supuração reaparece devido à não remoção ou tratamento do foco sético. [11]

RACIONALE/ PROTOCOLO DE TRATAMENTO:

O passo número um na admissão do doente no hospital é a propedêutica médica, assim como o diagnóstico atempado, o cirurgião deve ter o discernimento para avaliar a taxa de progressão e evolução da condição, perguntando sobre o início dos sintomas, tais como inchaço (aumento de volume), dor, temperatura, consistência, trismo e envolvimento das vias aéreas. O autor Flynn e colegas descobriram que o número de dias de edema antes da admissão no hospital se correlaciona negativamente com a estimativa da gravidade inicial. [11,14]

Os oito passos no tratamento das infecções odontogénicas são enumerados e discutidos a seguir:

1. Determina a gravidade da infeção.
2. Avalia as defesas do hospedeiro.
3. Decide sobre o âmbito dos cuidados médicos (ambulatório/hospitalar).
4. Trata cirurgicamente.
5. Dá apoio médico.
6. Escolhe e prescreve a terapêutica antimicrobiana.
7. Administra o antibiótico corretamente.
8. Avalia o doente frequentemente. [14]

Fundamentação 1: Determina a gravidade da infeção.

1. Faz um historial médico completo:

- O objetivo inicial é descobrir o sintoma inicial do doente e a sua evolução no tempo.
- Os sintomas devem ser escritos com as mesmas palavras que os referidos pelo doente.
- Deveria ser estipulado:

a) Há quantos dias a infeção odontogénica está ativa desde que o paciente notou o primeiro sintoma.

b) Determina a evolução da infeção odontogénica: o doente relata recaídas, agravamento, estabilização, melhoria.

c) Determina a rapidez da propagação do processo infecioso.

d) Descreve os sintomas do paciente: rubor, tumor, dor, calor, perda de função.

e) Determinar o estado geral do doente: febril, fraco, astenia, adinamia, hipertermia, hipotermia, perda de apetite, disfagia, odinofagia, taquipneia, bradipneia, taquicardia, bradicardia, oligúria, etc. [11]

2. Exame físico:

a. É necessário avaliar os sinais vitais: temperatura, frequência cardíaca, pressão arterial, frequência respiratória, saturação de oxigénio.

b. Se a frequência cardíaca for superior a 100 batimentos/minuto, o doente pode ter uma infeção grave e precisa de ser tratado com mais vigor.

c. O sinal vital que menos varia com a infeção é a tensão arterial.

d. Só se o doente estiver com dores fortes e ansioso é que haverá uma elevação da pressão arterial sistólica. No entanto, é importante ter em atenção que o choque sético provoca hipotensão. [11]

Ver Tabela 5, Critérios de diagnóstico apresentados na Síndrome de Resposta Inflamatória Sistémica. [15]

Ver tabela n.º 6, Critérios de admissão hospitalar em doentes com abcesso profundo do pescoço. [15]

3. Palpação e inspeção

As zonas sujeitas a inflamação devem ser exploradas por palpação.

O cirurgião apalpa a área do inchaço para detetar qualquer desconforto, como o aumento do calor local na área, e a consistência da área inchada, que pode variar de macia e normal a firme, carnuda (pastosa) ou mesmo dura (endurecida). Um inchaço endurecido tem uma firmeza comparável à de um músculo contraído.

Outra consistência que podes encontrar é a flutuante. A flutuação é definida e comparada com a sensação de um balão cheio de líquido. As apresentações flutuantes indicam mais frequentemente a acumulação de pus líquido no centro de uma área endurecida. ***Ver figura n.***1 [11]

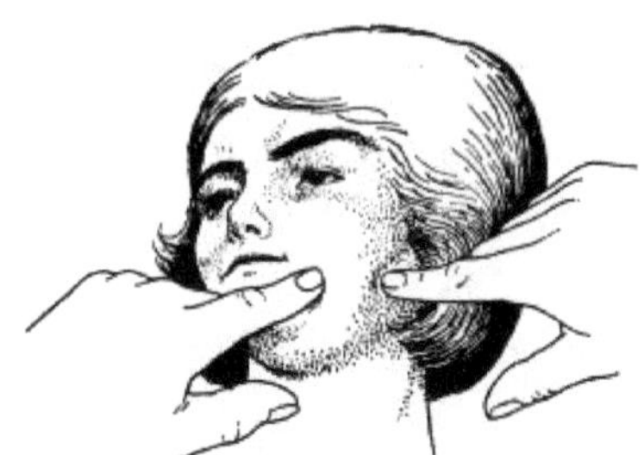

Fig. n. 1 Exemplificação do método de palpação para a flutuação. [24]

O cirurgião deve efetuar um exame intra-oral para encontrar a causa específica, também conhecida como o foco sético da infeção. Pode haver a presença de dentes em mau estado, como cáries profundas e avançadas, um abcesso de origem periodontal, doença periodontal, combinações de cáries e doença periodontal ou uma fratura no processo de infeção. [11]

Ver Tabela 5, Critérios de diagnóstico apresentados na Síndrome de Resposta Inflamatória Sistémica. *15*

Critérios de diagnóstico da Síndrome de Resposta Inflamatória Sistémica (SIRS)
Se 2 ou mais das seguintes condições estiverem presentes:
• Temperatura <36º ou >38º.
• Pulso > 90 batimentos/min.
• Frequência respiratória >20 resp/min.
• Pressão arterial < 32 mm Hg.
• [33] C ontagem de leucócitos <4000 células/mm ou > 12.000 células/mm .

Ver tabela n.º 6, Critérios de admissão hospitalar em doentes com abcesso profundo do pescoço. *15*

Critérios de admissão hospitalar.
§ Temperatura >38º.

§ Desidratação.
§ Comprometimento das vias respiratórias ou das estruturas vitais.
§ Infeção em espaços anatómicos de gravidade moderada ou grave.
§ Necessidade de anestesia geral.
§ Descontrolo sistémico.

Avaliação por imagem

O diagnóstico por imagem desempenha um papel fundamental no diagnóstico de patologias nas infecções da cabeça e do pescoço. É crucial que o cirurgião tenha um conhecimento adequado da anatomia da cabeça e do pescoço, bem como de cada um dos espaços e conteúdos do pescoço, reconhecendo os diferentes limites e estruturas anatómicas contidos em cada um deles. O conhecimento desta informação proporciona a compreensão ideal para um diagnóstico adequado da condição atual a que o doente está a ser sujeito na prática clínica. [16]

A tomografia computorizada foi criada por Hounsfield e Cormack, a quem foi atribuído o Prémio Nobel da Fisiologia e Medicina em 1979. As imagens de tomografia computorizada são uma digitalização gerada por computador de múltiplas radiografias e cortes obtidos à medida que a fonte e o detetor rodam em torno do doente em estudo. [17]

A informação é depois transformada utilizando fórmulas e mecanismos complexos baseados em unidades voxel. Um voxel é a unidade cúbica que compõe um objeto tridimensional. [17]

A radiodensidade relativa de cada voxel recebe um valor numérico conhecido como unidade Hounsfield (HU), em que a absorção relativa da energia dos raios X é quantificada em comparação com a água. Alguns valores HU comuns para referência são o ar (-1000 HU), a gordura (-100 a -80 HU), a água (0 HU), o sangue (60 a 110 HU) e o osso (1000 HU). [17]

No entanto, a tomografia computorizada (TC), a ressonância magnética (RM) ou o Cone Beam devem ser necessários para uma avaliação fiável da extensão da infeção às estruturas mais profundas e circundantes. A TC é especialmente útil para a avaliação de processos inflamatórios agudos porque tem a capacidade de representar e mostrar a erosão e a destruição do osso cortical, bem como a janela dos tecidos moles e até ser utilizada como meio de contraste, permitindo também a observação de cálculos (por exemplo, do ducto submandibular). [18]

Uma interpretação correcta e fiável das imagens requer um conhecimento abrangente da anatomia humana, bem como o conhecimento das variações que podem ocorrer nas estruturas anatómicas e das alterações causadas por patologia ou infeção. [19]

Normalmente, a anatomia da massa facial e do crânio num exame de TC pode ser estudada através de cortes sagitais, coronais, axiais ou transversais e reconstruções tridimensionais em 3D. [19]

A anatomia imagiológica do maciço facial e do crânio é estudada de forma sistemática. Pode ser estudada por dois métodos comuns: a análise das secções da sua origem caudal para a cefálica (inferior para superior) e a anatomia do pescoço é estudada da sua origem cefálica para a caudal. [19]

Cortes axiais

A anatomia óssea maxilofacial começa com a identificação do osso hioide, da epiglote e da via aérea faríngea, juntamente com a sínfise mandibular, observando-se a este nível a quarta vértebra cervical. A um nível mais cefálico, a mandíbula é observada com mais pormenor. A este nível encontra-se a terceira vértebra cervical. Superiormente, observa-se o processo odontoide da segunda vértebra cervical, circunscrito pelos arcos anterior e posterior do atlas.

Vê também o forame mandibular. Olhando cefalicamente, podem ser vistos os ramos mandibulares bilaterais; a este nível podem ser vistas as células aéreas da mastoide e o forame magno. [19]

Continuando na direção cefálica, os seios maxilares podem ser claramente vistos juntamente com os arcos zigomáticos. Os côndilos são claramente visíveis a este nível.

A anatomia nasal pode ser vista a partir do assoalho das narinas. Superiormente, os cortes mostram os ductos nasolacrimais e o assoalho do seio esfenoidal.

Outros cortes cefálicos a partir deste ponto expõem as porções superiores da fissura orbital inferior, a fossa craniana média e a fossa craniana posterior. Um corte superior mostra os seios frontais e a crista galli, bem como os ossos parietais. [19]

Cortes coronais

As áreas anatómicas de importância começam na face anterior do osso mandibular, no osso maxilar, nas órbitas e no osso frontal. A sínfise mentoniana é vista em conjunto com os dentes anteriores e neste plano vertical ou coronal podem ser vistas as porções anteriores dos seios maxilares, bem como a anatomia nasal, as células etmoidais, as duas órbitas e os seios frontais.

Posteriormente, é possível identificar a isodensidade da língua e a anatomia óssea da mandíbula bilateral, juntamente com o forame mentoniano ou também conhecido como canal do nervo alveolar inferior bilateral, os seios maxilares juntamente com o septo nasal, os cornetos nasais bilaterais (inferior e médio), o processo unciforme do etmoide, as células aéreas etmoidais, a lâmina cribrosa do etmoide, a crista galli e o osso frontal. [19]

Posteriormente, pode ser examinada a sutura zigomático-frontal, o forame zigomático-facial e, no osso mandibular, a fossa que aloja a glândula submandibular.

Visualiza as células aéreas do esfenoide, as lâminas pterigóides (medial e lateral) do esfenoide, o osso vômer e os ramos mandibulares bilaterais.

À medida que o espaço aéreo correspondente à faringe é estudado, pode ser examinada uma estrutura anatómica conhecida como fossa de Rosenmüller, uma depressão profunda, pouco profunda e estreita localizada na secção mais afastada da cavidade nasal. Situa-se atrás do óstio. [19]

A este nível pode ser visto o foramen rotundum (forame redondo maior). O forame redondo maior dá passagem ao ramo maxilar V2 do nervo trigémeo.
O forame palatino maior pode ser identificado na parte posterior correspondente ao palato duro.

Em direção à parede posterior do espaço aéreo faríngeo, os marcos ósseos são o osso hioide, o arco anterior da vértebra cervical 1, o clivus e os côndilos mandibulares bilaterais, juntamente com as suas cavidades glenóides e a visualização da fossa craniana média neste local. [19]

Cortes sagitais

Como a anatomia é a mesma em ambas as hemifaces, a anatomia nem sempre simétrica num corte sagital pode ser estudada comparando e controlando um lado da hemiface com o outro. Partindo do plano sagital médio na linha média, as estruturas, incluindo tecidos moles e osso, podem ser facilmente identificadas por este corte.

O osso mandibular, os processos geniculados, o forame incisivo no osso maxilar, o forame lingual no osso mandibular, o palato duro, o palato mole, a epiglote, a espinha nasal anterior, a espinha nasal posterior, a úvula, os ossos nasais, os seios esfenoides, os seios frontais, o dorso da sela túrcica, o clivus, os arcos anterior e posterior do atlas, são algumas das estruturas anatómicas, os ossos nasais, os seios esfenoidais, os seios frontais, o dorso da sela túrcica, o clivus, os arcos anterior e posterior do atlas, são algumas das estruturas anatómicas que podem ser vistas nesta secção. [19]

A parede posterior da faringe pode ser vista mais claramente nesta secção, lateralmente, os cornetos nasais podem ser identificados juntamente com o resto do palato, os seios etmoidais e a parte lateral da via aérea faríngea. Podem ser vistas algumas partes das vértebras cervicais, mas não um estudo anatómico completo das mesmas. Uma vista mais lateral permite visualizar os côndilos mandibulares unilaterais, as cavidades glenóides correspondentes, o meato auditivo externo, a eminência articular e o processo mastoide. [19]

As projecções de intensidade máxima (MIP) são reconstruções de imagem baseadas num método de renderização, que fornece secundariamente dados tomográficos e cortes necessários para formar uma imagem 3-D que projecta os voxels de intensidade máxima no plano visual. Esta técnica foi inventada por Wallis e colegas em 1989. [18]

Na imagiologia maxilofacial, esta técnica é de grande importância porque é possível reconstruir a imagem tridimensionalmente e observar as estruturas anatómicas a partir de múltiplos ângulos de visão à escolha do médico, obtendo uma compreensão abrangente da situação. [18]

As reconstruções 3D fazem parte do ecrã da maioria das aplicações de software e dos visualizadores de imagens digitais e de comunicação em medicina (DICOM). Os algoritmos de reconstrução permitem uma representação exacta da anatomia óssea. [18]

4. Compromisso das vias respiratórias:

Uma das considerações fundamentais nas infecções odontogénicas é a elevada prevalência de obstrução parcial ou total das vias respiratórias, como inferência da disseminação da infeção para os planos profundos do pescoço.

Deve ser feita uma observação cuidadosa para garantir que as vias respiratórias estão desobstruídas e que o doente consegue respirar sem dificuldade. A frequência respiratória normal é de 14 a 16 respirações por minuto (resp/min). Os doentes com infecções classificadas como ligeiras a moderadas podem ter frequências respiratórias elevadas acima de 18 resp/min. A saturação de oxigénio inferior a 94% indica uma oxigenação insuficiente dos tecidos devido a hipoperfusão ou hipoxigenação. [11]

A principal causa de morte mais comum em diagnósticos relatados como infeção odontogénica é a obstrução das vias aéreas superiores. Por conseguinte, o cirurgião deve avaliar e determinar a presença de obstrução atual ou iminente das vias aéreas no início da avaliação clínica do doente no decurso de uma infeção odontogénica grave. [11]

A obstrução completa das vias aéreas é uma urgência cirúrgica hospitalar. Em caso de obstrução parcial das vias respiratórias, a presença de sons respiratórios anormais será notória, residindo no estridor e na pieira, e pode sugerir a presença de líquido/pus nas vias respiratórias superiores. [11]

O doente pode adotar uma postura muito percetível, destinada a endireitar as vias respiratórias, semelhante à *posição de cheirar*, em que a cabeça é inclinada para a frente e o queixo é levantado, como se estivesse a cheirar um objeto. [11]

Outra postura indicativa dessa condição pode ocorrer no paciente sentado com as mãos ou cotovelos sobre os joelhos e com o tórax inclinado para a frente, empurrando a cabeça para a frente dos ombros, o que tem como objetivo endireitar a via aérea e permitir que as secreções acumuladas saiam em direção ao chão. Eventualmente, um doente com uma infeção odontogénica a ocupar o espaço lateral da faringe inclina frequentemente o pescoço para o ombro oposto ao lado afetado. [11]

Um ponto crucial é avaliar a posição da úvula, bem como a condição dos pilares amigdalianos anteriores. O pilar amigdaliano afetado encontra-se geralmente edemaciado e avermelhado, deslocando a úvula para o lado oposto ao afetado. ***Ver figura 2***

Se o local suspeito de infeção for tocado com o espelho ou com um abaixador de língua, pode ocorrer uma dor aguda, particularmente em comparação com o lado oposto não afetado. [11]

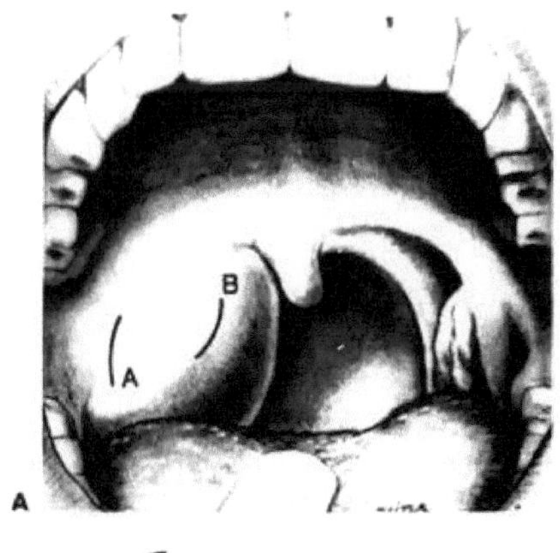

Fig. n. 2 Ilustração mostrando o envolvimento do espaço faríngeo lateral, bem como dos pilares amigdalianos anteriores.

A) Incisão para drenagem do espaço faríngeo lateral

B) Incisão para drenagem do espaço massetérico e pterigoide. [24]

Atualmente, foram propostos vários testes clínicos e metodológicos para prever a intubação difícil, como o teste de Mallampati. [13]

As radiografias dos tecidos moles, bem como as radiografias das vias respiratórias cervicais e do tórax, são muito úteis para identificar o desvio lateral das vias respiratórias, a deslocação anterior ou posterior das vias respiratórias numa projeção lateral, numa radiografia póstero-anterior ou numa TAC. Estes métodos de diagnóstico são vantajosos para a avaliação radiográfica do doente com edema cervical significativo. [13]

Para maximizar a segurança do paciente, é razoável tentar prever uma via aérea difícil e ajustar o manejo da via aérea de acordo. Uma avaliação abrangente das vias aéreas inclui a consideração das características anatómicas e fisiológicas de cada indivíduo, bem como questões contextuais que podem afetar a abordagem da gestão das vias aéreas (por exemplo, angina de Ludwig). No entanto, o exame das vias aéreas é apenas um aspeto do manejo de vias aéreas difíceis. Os outros aspectos são as competências, as técnicas e os factores relacionados com o médico em questão. [20]

Os preditores de dificuldade no manejo das vias aéreas podem ser classificados da seguinte forma:

1. factores anatómicos.
2. factores fisiológicos ou contextuais. [20]

Os preditores anatómicos podem ser divididos em preditores de dificuldade de laringoscopia direta ou vídeo, dificuldade de ventilação com máscara facial, dificuldade de inserção ou utilização da via aérea supraglótica e dificuldade de acesso à via aérea frontal do pescoço. [20]

Os doentes obesos têm duas vezes mais probabilidades de ter uma complicação grave das vias aéreas, os doentes com um índice de massa corporal superior a 40 (obesidade mórbida) têm quatro vezes mais probabilidades de ter uma complicação grave da intubação. [20]

As alterações anatómicas que acompanham a obesidade são: uma circunferência do pescoço superior a 40 cm, que estão associadas a dificuldade na ventilação por máscara, dificuldade na laringoscopia e dificuldade na intubação traqueal. A obesidade ou um pescoço grosso também predizem a dificuldade de identificação de pontos de referência para cricotirotomia e traqueostomia. [20]

Fundamentação 2: Avalia as defesas do hospedeiro.

O objetivo desta avaliação é prever a capacidade do hospedeiro para se defender contra a infeção. Sabe-se que diferentes doenças e comorbilidades dificultam que as defesas humorais e celulares desempenhem plenamente as suas funções ou como deveriam. Há ainda uma série de doenças específicas que podem contribuir para diminuir as defesas do hospedeiro. [11]

Segundo o autor Ellis Hupp, classifica estas condições predisponentes da seguinte forma:

1.- Doenças metabólicas não controladas: diabetes mal controlada, alcoolismo, desnutrição, insuficiência renal terminal.

Doenças imunossupressoras: vírus da imunodeficiência humana, linfomas, leucemias, processos oncológicos, doenças imunológicas congénitas e adquiridas.

Tratamentos imunossupressores: quimioterapia anticancerígena, corticosteróides, transplante de órgãos. Os fármacos de quimioterapia anticancerígena podem reduzir o número total de leucócitos circulantes para valores muito baixos, normalmente inferiores a 1.000 células por mililitro (célula/ml). [11]

Em vários estudos relatados segundo o autor Petterson na sua segunda edição do livro Principles of Oral and Maxillofacial Surgery, afirma que a contagem de glóbulos brancos na admissão à unidade hospitalar tem sido um preditor significativo da duração do internamento do paciente. Consequentemente, a avaliação contínua da leucocitose ou leucopenia é um importante determinante da gravidade da infeção odontogénica que pode estimar a duração e a evolução do internamento. [14]

A proteína C-reactiva (PCR) é conhecida como uma proteína de fase aguda e pode ser quantificada no plasma depois de ter sido sintetizada nos hepatócitos. O gatilho inicial para a produção de CRP é a libertação de interleucina-1 pelos macrófagos perto do local do tecido afetado. [21]

A PCR está relacionada com o sistema imunitário inato e, por isso, ativa os neutrófilos, participando na erradicação de antigénios e activando o sistema do complemento.

A PCR pode ser medida no soro de pessoas saudáveis a um nível de 0-3 mg/L. Após qualquer processo inflamatório, os níveis de PCR aumentam em poucas horas. [21]

Os leucócitos têm um tempo de vida de 5 a 6 dias, razão pela qual a progressão da infeção é mais corretamente representada pela PCR quantificada horas após o início da doença aguda. Os leucócitos séricos em indivíduos saudáveis variam entre 4.000 e 11.000 mil células por mm3. Ao produzir, transportar e distribuir anticorpos como parte do sistema imunitário, o número de leucócitos aumenta em resposta a processos de infeção e inflamação. [21]

Depois de ser sintetizada no fígado, os níveis de PCR aumentam algumas horas após o início dos sintomas e atingem o pico às 24-48 horas.

Uma vez resolvidos os processos inflamatórios, os níveis de PCR diminuem num curto espaço de tempo, devido ao curto tempo de vida das moléculas (5-7 horas).

A rápida subida e descida dos níveis de PCR nos processos inflamatórios agudos faz com que estes níveis sejam um indicador de infeção mais sensível do que a taxa de sedimentação de eritrócitos (VSG) ou a contagem de glóbulos brancos. [21]

Fundamentação 3: Decide se o tratamento do paciente deve ser efectuado pelo médico dentista geral ou pelo cirurgião maxilofacial especialista.

Quando um doente com um diagnóstico de infeção odontogénica vem ao consultório dentário para tratamento, o dentista deve basear-se num conjunto de critérios estabelecidos na história natural da doença para determinar a gravidade da infeção odontogénica. Se alguns ou todos estes parâmetros se verificarem, deve ser definitivamente considerada a transferência imediata do doente para um especialista e para um hospital. [11]

Atualmente, existem três critérios principais que indicam a necessidade de encaminhamento imediato para um serviço de urgência hospitalar, uma vez que representa uma ameaça iminente para a vida e as vias respiratórias do doente:

1.- Conheces uma história de infeção de evolução rápida. Isto implica que a infeção teve origem 1 ou 2 dias antes da consulta e está a piorar muito rapidamente, com aumento de volume, dor e outros sinais e sintomas associados.

O segundo critério é a falta de ar (dispneia). Os doentes que, em consequência da infeção, manifestam uma inflamação intensa dos tecidos moles, bem como das vias respiratórias superiores, podem ter dificuldade em manter uma via respiratória superior desobstruída.

O terceiro e último critério de urgência é a dificuldade em engolir (disfagia). O gotejamento de saliva, também conhecido como sialorreia, é um sinal fundamental, pois mostra a incapacidade de controlar as próprias secreções do doente, o que indica frequentemente a existência de um estreitamento da orofaringe e a possibilidade de obstrução aguda das vias aéreas superiores. [11]

As infecções odontogénicas que se propagam para além dos limites do osso mandibular representam uma forte ameaça para o trato respiratório superior e têm a propensão para causar infecções profundas no pescoço. [22]

Foram comunicadas complicações graves, incluindo abcesso cerebral, mediastinite descendente, síndrome do choque tóxico, fasceíte necrosante e o desenvolvimento de *Staphylococcus* aureus resistente à meticilina (MRSA) durante o internamento na UCI (Unidade de Cuidados Intensivos). [22]

Fundamentação 4: Trata a infeção cirurgicamente.

O objetivo da incisão, quer seja na fase de abcesso ou de celulite, é evacuar e drenar o pus e as bactérias acumulados nos tecidos subjacentes e circundantes. A drenagem da cavidade formada pelo abcesso reduz significativamente a carga polibacteriana e os detritos necróticos na cavidade. A descompressão dos tecidos e a geração de evacuação resultam numa redução da pressão hidrostática na área afetada, permitindo o fornecimento de sangue local e aumentando significativamente o fornecimento de defesas imunitárias e antibióticos à área infetada. [11]

A incisão da celulite tem como função evitar a propagação da infeção bacteriana para planos anatómicos mais profundos. O procedimento de incisão deve incluir a colocação de um dreno para evitar o encerramento prematuro da dissecção previamente efectuada, a fim de evitar a recorrência da cavidade abcedada e permitir a drenagem contínua. É essencial ter em mente que o principal objetivo cirúrgico é conseguir uma drenagem adequada e suficiente. [11]

A técnica de incisão intra-oral deve basear-se diretamente num plano acima da área de máxima flutuação e inflamação. É importante evitar a opção de efetuar a incisão através de um frênulo ou através do trajeto do nervo mentoniano ou do nervo alveolar inferior.

Quando são realizadas intervenções cirúrgicas extra-orais, é necessário executar um conjunto mais complexo de critérios para selecionar corretamente o local da incisão. Uma vez determinado, devem ser aplicados métodos de controlo da dor, como analgésicos e anti-inflamatórios. [11]

O método de primeira escolha é a anestesia regional por bloqueio nervoso, desde que a infiltração do anestésico possa ser efectuada numa zona afastada da zona infetada. Opcionalmente, a infiltração local da solução anestésica pode ser efectuada na zona a tratar cirurgicamente e à sua volta. É essencial que, depois de o cirurgião ter utilizado uma agulha anestésica numa área infetada, esta não seja reutilizada noutra área não infetada. [11]

Antes da realização do procedimento cirúrgico do abcesso ou da celulite, deve ser obtida uma amostra para cultura pelo departamento de microbiologia e estar pronta e próxima do campo cirúrgico.

Uma vez infiltrada e anestesiada a zona cirúrgica a tratar, a mucosa superficial ou a pele superficial é desinfectada com uma solução, como o iodopovidona, e depois seca com uma gaze esterilizada com um identificador raytex. [11]

Pode ser utilizada uma agulha de calibre grande, normalmente de calibre 18, para obter a amostra para cultura biológica. Sugere-se uma seringa pequena, normalmente de 3 ml ou 5 ml. Outra opção são as zaragatoas de Stuart.

A agulha é então introduzida no abcesso ou celulite e são aspirados 1 a 2 ml de pus ou líquido. A amostra pode conter apenas fluido e sangue em vez de pus, mas normalmente a amostra fornece bactérias suficientes para uma cultura e um estudo de boa qualidade. [11]

A amostra é colocada em tubos estéreis contendo uma zaragatoa e um meio de transporte específico e, em condições adequadas às bactérias, inoculada diretamente em recipientes especiais para microrganismos aeróbios e anaeróbios para a recolha de amostras.

Todos os tubos de esfregaço e frascos para a produção e recolha de amostras têm um prazo de validade limitado, pelo que é necessário verificar o prazo de validade antes de os utilizar. Deve ter-se o cuidado de manter os tubos de cultura numa posição vertical contínua para evitar a fuga do dióxido de carbono necessário para preservar a atmosfera anaeróbia no interior do tubo. [11]

Uma vez obtida a amostra para cultura, faz-se uma incisão entre a mucosa e a submucosa com uma lâmina de bisturi, normalmente n.º 15, até se atingir a cavidade abcedada e infetada. A incisão deve ser curta, normalmente não superior a 1 cm. Depois de feita a incisão, introduz-se uma pinça hemostática curva fechada (Kelly) através da incisão até se atingir o alvo, a cavidade do abcesso. No passo seguinte, o hemostato é aberto em diferentes direcções para romper quaisquer pequenas barreiras, localizações ou cavidades de pus que se possam ter formado mas que não puderam ser abertas pela incisão inicial. Qualquer pus ou fluido tecidular que escorra durante este tempo deve ser aspirado com o aspirador cirúrgico e não se deve deixar escorrer livremente para a cavidade oral do doente. [11]

Quando todas as áreas da cavidade do abcesso ou da celulite tiverem sido dissecadas e todo o pus tiver sido removido, é colocado um pequeno tubo de drenagem para manter a abertura na incisão cirúrgica. O dreno mais frequentemente utilizado para abcessos intra-orais ou extra-orais é um dreno Pen rose estéril com 0,6 cm de comprimento.

Uma alternativa que pode ser frequentemente utilizada quando estes materiais não estão disponíveis é uma pequena tira estéril de material de borracha ou de luvas cirúrgicas de látex. Ao selecionar este material cirúrgico, deve ter-se em consideração a sensibilidade que o látex pode ter no doente. [11]

É feita uma peça de drenagem com o comprimento necessário para atingir a profundidade da cavidade do abcesso ou da celulite e introduzida neste local cirúrgico com a ajuda do hemostato acima referido. O dreno é então suturado a um dos bordos da incisão previamente efectuada com um ponto não absorvível. A sutura deve ser colocada em tecido viável e não infetado para evitar a perda do dreno, que pode rasgar se for colocado em tecido desvitalizado e não viável. [11]

O dreno deve permanecer no leito até que não haja mais saída de material do abcesso, geralmente nas melhores condições entre 2 e 5 dias. A remoção e retirada do dreno é efectuada cortando o ponto e deslizando o dreno para fora da ferida cirúrgica. [11]

Justificação 5: Tratamento farmacológico do doente.

Os cuidados médicos necessários para o paciente diagnosticado com infeção odontogénica grave baseiam-se principalmente em 3 pilares: hidratação, nutrição e controlo da hipertermia. A manutenção e o restabelecimento do equilíbrio eletrolítico do doente, bem como o controlo das doenças sistémicas, representam uma parte fundamental e crucial dos cuidados médicos e do apoio necessário ao doente. [14]

A temperaturas superiores a 38°, a hipertermia pode ser prejudicada à medida que as exigências metabólicas e cardiovasculares aumentam para além da capacidade de reserva fisiológica do doente. As reservas de energia do doente podem e tendem a esgotar-se rapidamente, uma vez que a perda de fluidos aumenta drasticamente. [14]

A perda diária de líquidos sensíveis é constituída principalmente pela transpiração, que gera uma perda de cerca de 250 ml por grau de febre. A perda de líquidos insensíveis, que é principalmente constituída pela evaporação dos pulmões e da pele, aumenta em 50 a 75 ml por grau de febre por dia. [14]

A hipertermia resulta num aumento da procura metabólica de 5-8% por grau de febre por dia. Assim, é necessário complementar e substituir a ingestão oral do doente operado e hiperémico, provavelmente a via oral pode estar significativamente comprometida pelos efeitos locais da infeção aguda e da cirurgia, podendo beneficiar do uso de alimentação suplementar ou mesmo de nutrição entérica através de sonda nasogástrica. [14]

Fundamentação 6: Prescrever o antibiótico adequado.

As infecções odontogénicas têm a sua etiologia num grupo conhecido e previsto de certas bactérias; o grau de sensibilidade dos antibióticos contra este tipo de microrganismos é bem conhecido e constante.

Um procedimento terapêutico corrente é a utilização de antibióticos de forma empírica, o que implica a administração do antibiótico com o pressuposto de que está a ser administrado o medicamento adequado de acordo com o tipo de infeção, o local da infeção e os microrganismos normalmente presentes. [11]

A penicilina é normalmente o medicamento de eleição. As alternativas a utilizar em doentes alérgicos à penicilina são a clindamicina, as cefalosporinas e alguns macrólidos. Por outro lado, o metronidazol tem uma indicação útil apenas contra bactérias de origem anaeróbia e a sua utilização deve ser reservada para situações em que a presença exclusiva de anaeróbios é identificada com precisão ou em combinação com outro antibiótico, como a penicilina, para um efeito sinérgico e atividade contra bactérias aeróbias, ou quando outros antibióticos estão contra-indicados. [11]

Os estudos laboratoriais que mostram o antibiograma e a sensibilidade a determinados antibióticos são informativos, mas não podem explicar os efeitos do tratamento cirúrgico, das interacções bacterianas e da resposta imunitária na situação clínica. [11]

Os resultados de várias revisões sistemáticas permitem-nos tirar a seguinte conclusão:

- Os estudos laboratoriais que descrevem a sensibilidade aos antibióticos de isolados bacterianos de infecções odontogénicas orofaciais indicam que os antibióticos mais recentes e de espetro mais alargado são mais eficazes in vitro do que os antibióticos mais antigos e de espetro mais estreito. [23]

Ver quadro 7 Antibióticos de escolha para a terapêutica empírica. [23]

Antibióticos de eleição para a terapêutica empírica.	
Gravidade/Hipersensibilidade	Antibióticos de eleição
Ambulatório	Amoxicilina Clindamicina Azitromicina
Hipersensibilidade à penicilina	Clindamicina Azitromicina Azitromicina Metronidazol Moxifloxacina
Hospitalização	Ampicilina + sulbactam Clindamicina Penicilina + metronidazol Ceftriaxona
Hipersensibilidade à penicilina	Clindamicina Moxifloxacina Vancomicina + metronidazol

- Por conseguinte, parece razoável concluir que, quando combinada com cirurgia adequada, incluindo incisão, drenagem e remoção do foco sético ou mesmo tratamento do canal radicular, o prognóstico e a utilização destes beneficiarão e poderão ser favoráveis. [23]

- Os antibióticos b-lactâmicos têm um excelente perfil de segurança, desde que uma reação alérgica tenha sido excluída através de uma revisão minuciosa da história clínica. [23]

- Numa série de casos prospectivos de infecções odontogénicas graves que requerem hospitalização, Flynn e colegas encontraram uma taxa de insucesso de 21% no tratamento com penicilina G intravenosa em casos graves de infeção odontogénica em doentes hospitalizados, tendo sido isoladas estirpes de infeção resistentes à penicilina em 54% dos casos. [23]

- Al-Nawas e colegas verificaram um aumento da taxa de resistência à penicilina nas infecções odontogénicas em regime de internamento e ambulatório. Estes resultados indicam que pode ser prudente utilizar uma combinação de fármacos inibidores da b-lactamase, como a ampicilina/sulbactam, como primeira linha em infecções odontogénicas graves que exijam hospitalização. [23]

- No caso de alergia à penicilina, a clindamicina substitui os antibióticos b-lactâmicos como fármaco de eleição por razões de segurança e devido ao seu amplo espetro. A colite associada a antibióticos (CAA) causada pelo crescimento excessivo de *Clostridium difficile* é uma preocupação na utilização terapêutica excessiva da clindamicina. No entanto, os dados demográficos das infecções odontogénicas não coincidem com os mais frequentemente associados à CAA, que incluem hospitalização prolongada, cirurgia abdominal, idade avançada, sexo feminino e múltiplas comorbilidades. [23]

- Entre os antibióticos macrólidos, a azitromicina tem uma taxa de interação medicamentosa mais baixa do que a claritromicina e a eritromicina. Como a azitromicina é metabolizada por uma via diferente da dos outros macrólidos, contorna o CYP3A4, a enzima microssomal hepática mais frequentemente associada a interacções medicamentosas. [23]

- O metronidazol demonstrou ser tão eficaz como a penicilina quando utilizado isoladamente em infecções odontogénicas em ambulatório, quando combinado com cirurgia adequada, apesar de apenas matar bactérias anaeróbias. Nas infecções hospitalares, a combinação de metronidazol com penicilina deve ser eficaz contra quase todos os agentes patogénicos odontogénicos. Lembra-te que esta combinação atravessa a barreira hemato-encefálica. [23]

- A moxifloxacina é uma fluoroquinolona de quarta geração que é eficaz contra os estreptococos e os anaeróbios orais. Outra vantagem deste medicamento é a sua excelente absorção e penetração óssea quando administrado por via oral. Deve ser evitada em mulheres grávidas e crianças devido à sua toxicidade para a cartilagem em crescimento. [23]

- As cefalosporinas também demonstraram, em estudos laboratoriais, ser eficazes nas infecções odontogénicas. [23]

- Entre os antibióticos normalmente utilizados nas infecções odontogénicas, parece que nenhum antibiótico é claramente superior a todos os outros. Por conseguinte, os antibióticos podem ser escolhidos de acordo com o custo e a segurança, tendo em consideração a história clínica do paciente. O tratamento cirúrgico, que consiste na incisão e drenagem e na remoção da causa odontogénica por extração, terapia endodôntica ou outros meios, é de extrema importância. [23]

Fundamentação 7: Administra os antibióticos de forma adequada.

Idealmente, as concentrações plasmáticas devem ser suficientemente elevadas para inibir o crescimento de bactérias sensíveis ao antibiótico, mas não devem ser suficientemente elevadas para causar toxicidade ao doente. [11]

Normalmente, a concentração plasmática máxima do medicamento deve ser, pelo menos, quatro a cinco vezes superior à concentração inibitória mínima contra os microrganismos e bactérias envolvidos na infeção. [11]

Lógica 8: Avalia frequentemente o doente.

Nas infecções graves da cabeça e do pescoço, justifica-se um acompanhamento clínico próximo e contínuo desde a terapia inicial, porque:

(1) As infecções de origem odontogénica podem e tendem a progredir para espaços anatómicos mais profundos, mesmo após a drenagem prévia e completa de todos os espaços afectados por celulite ou abcessos.

(2) Existe a possibilidade de ocorrer uma falha na resposta do hospedeiro à infeção odontogénica, tendo em conta o contexto de comorbilidades existentes que comprometem o sistema imunitário do doente.

(3) A incidência de bactérias resistentes aos antibióticos nas infecções da cabeça e do pescoço está atualmente a aumentar. [11]

Os critérios a considerar para a alta hospitalar incluem determinadas medidas que indicam uma diminuição da infeção odontogénica, uma via aérea estável e segura e a recuperação da função autonómica total do doente. [11]

Quando não foi identificada uma causa anatómica ou um foco sético da deterioração clínica, a atenção médica deve ser dirigida para um problema microbiológico, sistémico ou imunológico. Neste caso, uma consulta com outros especialistas pode ser extremamente útil. [11]

Ver a tabela n.8 para os critérios a considerar para a alta hospitalar num abcesso profundo do pescoço. [11]

Critérios de alta para abcessos profundos do pescoço.
o Extubação completa e segura do paciente
o Temperatura inferior a 37,8 durante 24 horas
o Via oral permeável
o Remoção de drenos
o Diminui a inflamação
o Drenagem mínima ou inexistente
o Controlo sistémico adequado
o Ambulação

Ver tabela n. 9 Possíveis causas de insucesso do tratamento em doentes com abcesso profundo do pescoço. [15]

Possíveis causas de insucesso do tratamento.

CAUSADOR	*EXEMPLO*
Cirurgia inadequada	Drenagem cirúrgica inadequada.
Osteomielite não diagnosticada	Infeção recorrente dos tecidos moles em espaços anatómicos contíguos.
Imunossupressão	Mau controlo metabólico, VIH, leucemia, quimioterapia/radioterapia, etc.
Presença de corpo estranho	Presença de implantes.
Tumor	Carcinoma de células escamosas.
Obstrução anatómica à drenagem	Sialolitíase, sinusite.
Escolha inadequada do antibiótico	Escolha incorrecta do antibiótico empírico. Falta de acompanhamento e gestão dos doentes. Interacções medicamentosas. Prescrição de dosagem incorrecta.

	Erro no diagnóstico da cultura.
Sobre-infeção	Candidíase pós-antibiótica.
Re-infeção	Recaída de Actinomyces.

1) PROTOCOLO DE ATENDIMENTO A PACIENTES COM ABCESSO CERVICAL PROFUNDO DE ORIGEM DENTÁRIA NO HOSPITAL GERAL DE XOCO.

1. Doente admitido no Serviço de Urgência.

    a. O doente é informado da sua história clínica e do seu consentimento informado.
    b. O doente é canulado através de uma linha periférica permeável (a necessidade de um cateter venoso central é avaliada pelo Serviço de Urgência).
    c. Prescrição de dupla antibioticoterapia empírica.
    d. A via aérea é avaliada (a necessidade de intubação orotraqueal para proteção da via aérea é determinada, se necessário, pelo Departamento de Emergência).
    e. O diagnóstico foi efectuado pelo Serviço de Urgência e o encaminhamento para o Serviço de Cirurgia Plástica Maxilo-Facial e Reconstrutiva (CPRM).

2. Elaboração de uma nota de avaliação e de admissão pelo serviço de RCP e Maxilofacial.

    a. Exames solicitados: citometria sanguínea, química sanguínea, tempo de protrombina (TP), tempo de tromboplastina (PTT), relação normalizada internacional (INR), electrólitos séricos.
    b. Foram solicitados exames imagiológicos: tomografia computorizada simples da massa facial, com extensão ao pescoço e ao tórax.
    c. A extensão e a disseminação do processo infecioso para os espaços aponeuróticos anatómicos envolvidos é estabelecida, determinando o grau de gravidade.
    d. Entrega ao paciente o pedido e o consentimento para a cirurgia.

e. Pedido de tempo cirúrgico na sala de operações para incisão, drenagem e remoção do foco sético.

3. Se o doente tiver mais de 40 anos, o serviço de medicina interna é consultado para uma avaliação sistémica pré-cirúrgica.

4. O serviço de anestesiologia é consultado para a avaliação pré-operatória do doente.

    a. Avaliação do estado de saúde com base nos resultados laboratoriais.
    b. Avaliação da via aérea.

    b.1 Se o Serviço de Anestesiologia determinar que a via aérea é difícil, o doente é encaminhado para o Serviço de Endoscopia para intubação com nasofibroendoscopia.

    c. Anestesia geral equilibrada/sedação.
    d. O doente é intubado de acordo com o plano de tratamento anestésico (nasotraqueal, orotraqueal).

5. Consulta do Serviço de Cirurgia Geral (quando é necessária proteção da via aérea para o procedimento cirúrgico de traqueostomia).

Ver Anexo 1: Definição e indicações para traqueostomia e traqueostomia.
Ver Anexo 2: Técnica cirúrgica da traqueostomia.

6. Admissão numa sala de operações para procedimentos contaminados.

7. Verificação da segurança da cirurgia com o pessoal de enfermagem, médico e cirúrgico.

8. Técnicas cirúrgicas de assepsia e antissepsia.

9. Infiltração sob anestesia regional local.

10. Extração do foco sético (remoção do dente afetado).

11. Incisão de acordo com os princípios dos autores Topazian, Laskin e Petterson.

12. Dissecção romba.

Incisão e dissecção para drenagem de abcesso profundo do pescoço.

a. Incisão com um bisturi, de preferência com uma lâmina número 15.

b. A incisão em tecido saudável não deve ser feita na área mais flutuante do abcesso ou da celulite (para obter uma cicatrização adequada e evitar cicatrizes).

c. Incisão numa zona onde a drenagem é facilitada pela gravidade.

d. Incisão em zonas estéticas (bordo marginal da mandíbula, ao nível da formação de uma prega cutânea natural, se e quando apropriado).

e. Dissecção romba, com tesoura kelly fechada, através dos tecidos profundos e explorando em todas as direcções possíveis, com o objetivo de aceder a áreas compartimentadas e ocupadas por pus, estendendo a dissecção até ao nível dos ápices dentários dos dentes envolvidos; se necessário, pode ser efectuado o desbridamento de vários espaços anatómicos, comunicando espaços através da incisão (utilizando a digito-dissecção). [24]

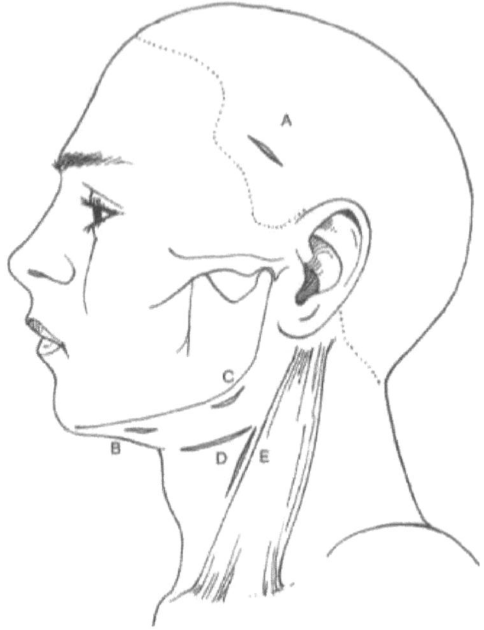

Fig. n. 3 Linhas propostas para a incisão extra-oral num abcesso profundo do pescoço.
R: Temporariamente superficial ou profundo.
B: Submental ou submandibular.
C: Submandibular, Submasetérico ou Pterigomandibular.
D: Lateral faríngeo ou retrofaríngeo superior.
E: Região retrofaríngea ou da veia carótida. [25]

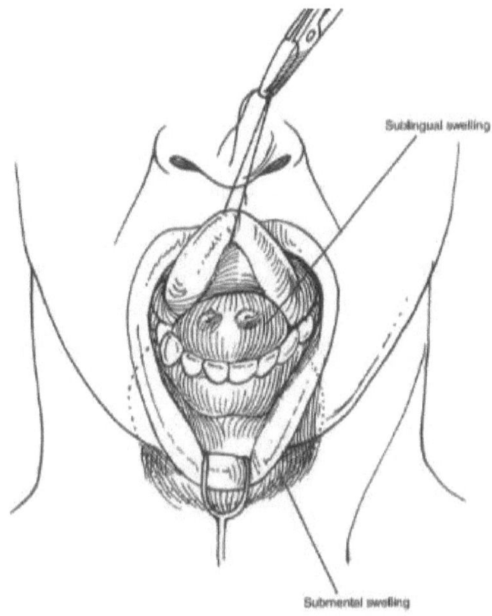

Fig. n. 4 Espaço sublingual e submental ocupado por uma infeção odontogénica. [25]

13. Colheita da cultura e transfere-a para o Serviço de Microbiologia do Hospital Geral de Xoco.

Ingestão de culturas e transferência de culturas.

As infecções orais e maxilofaciais representam um problema único devido à abundância e variedade de organismos presentes nesta região, bem como à natureza mutável observada nos últimos anos. A saliva contém aproximadamente cem milhões de espécies anaeróbicas e dez milhões de espécies aeróbicas e organismos anaeróbicos facultativos. Isto cria um grande risco de contaminação e sobre-infeção. Diferentes categorias de microrganismos são responsáveis pela etiologia das infecções de origem dentária: aeróbios, anaeróbios, bactérias ácido-resistentes, fungos, vírus, espiroquetas, etc.

Em geral, o diagnóstico clínico de uma infeção deve ser confirmado por estudos laboratoriais. As culturas para detetar o tipo de microorganismos presentes num processo infecioso requerem pelo menos 24 horas para estudar o seu desenvolvimento e crescimento e até 48 horas para o desenvolvimento de *fungos, micoplasma ou clamídia.*

Recolha e transporte do espécime.

A recolha adequada da cultura da amostra a estudar significa um transporte e uma recolha de cultura optimizados. O manuseamento incorreto da cultura pode levar a um diagnóstico errado e a um tratamento incorreto, com a amostra a ter de ser novamente recolhida dias mais tarde.

Os microrganismos representativos da zona de infeção ativa devem ser colhidos de forma adequada e suficiente. A existência de recipientes ou meios de transporte inadequados pode provocar a contaminação da amostra ou da pessoa que a recolhe, bem como a perda de viabilidade dos microrganismos.

As técnicas de preparação asséptica são importantes em lesões expostas ou contíguas à área da orofaringe ou da pele, de modo a minimizar a introdução, contaminação e colonização de microrganismos na cultura. A irrigação com soro fisiológico ou água esterilizada é essencial. Não devem ser utilizados anti-sépticos porque podem matar as bactérias antes de estas poderem ser transportadas e estudadas em cultura.

As lesões com acumulação de detritos ou tecido necrótico podem ser pré-limpas com sabão com um efeito antibacteriano mínimo e depois irrigadas.

Stuart's, Amie's ou Cary Blair são meios de transporte que existem atualmente para serem estudados num meio de cultura.

É permitido um intervalo máximo de 2 horas entre a colheita da cultura e o exame microbiológico da amostra. Isto resulta numa perda progressiva de viabilidade, crescimento desproporcionado, alteração da morfologia dos microrganismos, etc. A refrigeração só deve ser utilizada quando não houver outra alternativa; muitos organismos morrem devido a um manuseamento inadequado, como a temperatura inadequada e a perda do protocolo para o seu estudo. [27]

Fotografias tiradas no Serviço de Microbiologia do Hospital Geral do Xoco.

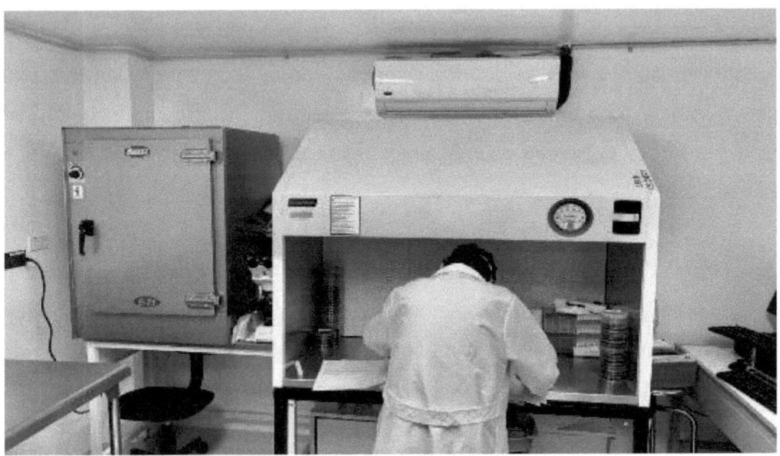

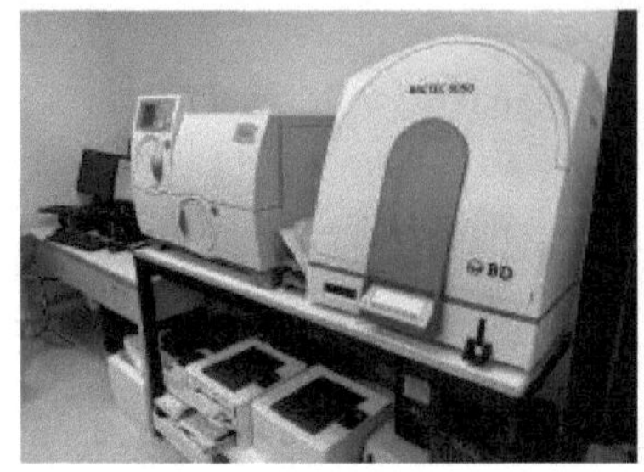

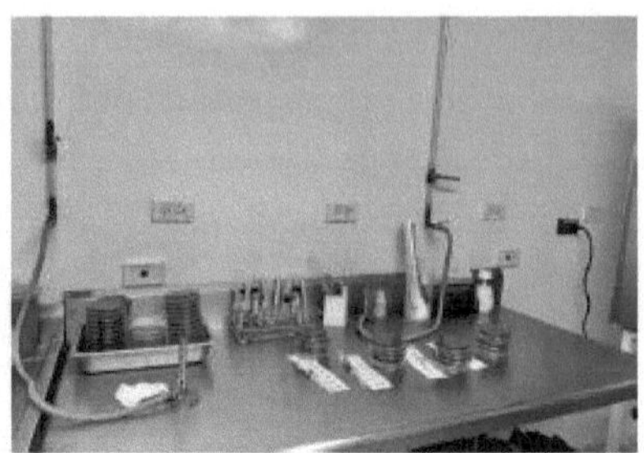

14. Drenagem.

15. Colocação do dreno Pen rose.

Drenagem e lavagem num abcesso profundo do pescoço. Definição, indicações e colocação de Pen Rose.

Todos os espaços anatómicos envolvidos num processo de celulite ou abcesso causado por uma infeção odontogénica devem ser drenados o mais rapidamente possível. A drenagem na fase de celulite demonstrou evitar a propagação da infeção para espaços anatómicos contíguos e mais profundos no pescoço, e a colheita de culturas nesta fase também é favorável para a deteção precoce dos microrganismos presentes.

O desbridamento e a irrigação dos espaços anatómicos infectados têm como objetivo reduzir a quantidade de bactérias presentes, bem como a remoção do tecido necrótico, prevenindo uma maior colonização por bactérias resistentes aos antibióticos.

O objetivo do dreno é conseguir a expulsão do conteúdo hemático-purulento por gravidade através da incisão e colocação do dreno Pen rose, bem como promover o desbridamento da área infetada através da irrigação contínua com uma solução de terços (iodo, peróxido de hidrogénio, solução fisiológica). Os drenos (Pen rose, Jackson-Pratt, látex) são geralmente removidos da ferida cirúrgica dentro de 2 a 7 dias. [25]

Drenagem Pen rose

Os drenos são materiais concebidos para canalizar fluidos e/ou ar indesejados dos tecidos ou cavidades corporais.

Existem três indicações principais para a colocação:

1) Para facilitar a eliminação de espaços mortos.
2) Evacuar as acumulações de fluidos e/ou gases existentes.
3) Evita a formação precoce de acumulações de fluidos.

São macios, maleáveis, radiopacos, facilmente disponíveis, baratos, biocompatíveis e resistentes a altas temperaturas, o que permite a sua esterilização. Os drenos Pen Rose estão disponíveis em comprimentos de 30 a 45 cm (12-18 polegadas) e em larguras de 6 a 25 mm. Embora tubulares, a maior parte da drenagem ocorre extraluminalmente e é impulsionada pela gravidade e pela ação capilar. A quantidade de drenagem é proporcional à área de superfície do dreno Pen rose.

Este dreno é útil para fluidos viscosos espessos, que frequentemente obstruem o lúmen de drenos mais pequenos. Os drenos Pen Rose não devem ser perfurados, uma vez que isso reduz a área de superfície, diminuindo a eficiência da drenagem.

As perfurações também enfraquecem o dreno e permitem o desenvolvimento de aderências entre o dreno e os tecidos moles, o que pode resultar na rutura do dreno quando é aplicada tração para o remover.

Os drenos Pen rose podem ser utilizados com sucesso em feridas que não podem ser completamente desbridadas e na presença de detritos e materiais estranhos, tecido maciçamente contaminado e espaços mortos cheios de fluido.

O dreno deve ser colocado e mantido em condições assépticas. O local de implantação deve ser preparado assepticamente e, se necessário, infiltrado com anestesia local. Deve ser selecionada a via mais direta e mais curta para a evacuação de fluidos.

A drenagem passiva é introduzida na ferida de dentro para fora, minimizando a contaminação da pele. O dreno é colocado profundamente no tecido que necessita de drenagem e é fixado à pele para evitar que se desloque. Coloca um único ponto. A sutura é colocada desde a pele até à ferida, através do dreno.

A extremidade de drenagem deve ser suficientemente longa para drenar os fluidos e evitar a retração para dentro da ferida quando o doente se move. [26]

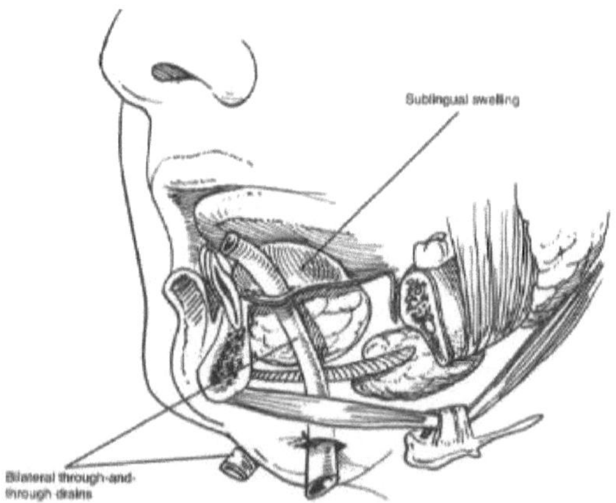

Fig. n.5 Colocação do dreno Pen rose que comunica o espaço submental com o espaço sublingual.

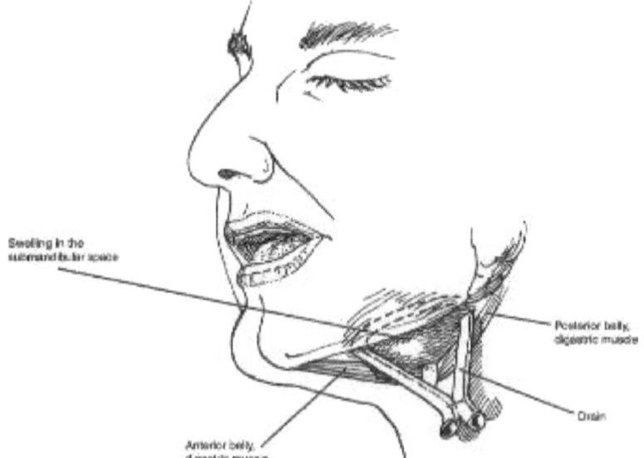

Fig. n. 6 Colocação do dreno Pen rose que comunica o espaço submental com o espaço sublingual.

16. Lavagem cirúrgica transoperatória e limpeza com uma solução de terços (Iodopovidona, peróxido de hidrogénio, solução fisiológica).

17. A ferida cirúrgica é coberta com uma ligadura cervical.

18. Transferência do doente para a área de recuperação.

19. Elabora as notas operatórias e pós-operatórias.

20. Preparação das indicações pós-operatórias (se decidido pelos médicos cirurgiões, admite o doente na Unidade de Cuidados Intensivos).

21. Avaliação física e clínica com base nos resultados laboratoriais, para determinar a evolução do paciente intervencionado.

Determinação da evolução do paciente intervencionado.

Nas infecções ambulatórias que foram tratadas através da remoção do foco sético. Exemplo: um dente ou vários dentes, incisão e drenagem intra-oral, a consulta de acompanhamento ideal é geralmente 2 dias de pós-operatório pelas seguintes razões:

1) A drenagem já cessou normalmente e pode ser interrompida nesta altura.

2. normalmente, há uma melhoria ou uma deterioração notável dos sinais e sintomas que permitem tomar outras decisões de tratamento.

No caso de infecções odontogénicas que envolvam espaços anatómicos profundos e que sejam suficientemente graves para justificar a hospitalização, é necessária uma avaliação clínica diária e a cicatrização da ferida. Aos 2-3 dias de pós-operatório, devem ser evidentes os sinais clínicos de melhoria, como a diminuição do inchaço, a diminuição da drenagem da ferida, a diminuição da contagem de glóbulos brancos, a diminuição do desconforto e da dor, bem como a diminuição da inflamação das vias respiratórias, podendo ser considerada a extubação. Os resultados preliminares da cultura também devem estar disponíveis nesta altura, o que pode fornecer alguma orientação sobre a assertividade da terapêutica antibiótica empírica.

Se os sinais de melhoria clínica acima referidos não forem evidentes, deve ser necessário iniciar uma investigação sobre uma possível falha do tratamento.

Um dos métodos mais eficientes é a reavaliação pós-operatória por TC. A TC pós-operatória pode mostrar a continuação da inflamação das vias aéreas, o que pode impedir a extubação ou a propagação da infeção para espaços anatómicos anteriormente não drenados, ou pode também confirmar a drenagem cirúrgica adequada de todos os espaços anatómicos afectados através da visualização de drenos radiopacos em todos os espaços anatómicos afectados. [6]

De acordo com um artigo publicado no Journal of Cranio-Maxillo-Facial Surgery em 2018, intitulado: the role of c-reactive protein and white blood cell count in predicting hospital stay and severity of odontogenic abscess; Os níveis de proteína C reactiva e a contagem de leucócitos quantificados preventivamente podem ser preditores de internamento hospitalar em doentes internados a longo prazo.[21]

6. Relato de um caso clínico.

Doente do sexo masculino, 38 anos, com as iniciais J.A.N.S. Antecedentes familiares hereditários e não patológicos sem relevância para o quadro atual. Antecedentes patológicos pessoais: Obesidade grau III, nega doenças crónicas degenerativas. A doença atual teve início há 10 dias, referindo uma tentativa de extração do terceiro molar inferior esquerdo com médico, sem sucesso. Posteriormente, desenvolveu um aumento de volume na região submandibular esquerda, referindo dor dentária, dificuldade na fala e deglutição há 1 dia, tratada com clindamicina e dexametasona pelo mesmo médico, sem resolução. No dia 19 de julho de 2021, recorreu ao serviço de urgência do Hospital Geral do Xoco onde lhe foi diagnosticado um abcesso cervical profundo na região anatómica submandibular esquerda, submental, sublingual bilateral e parafaríngea esquerda.

Na admissão o doente apresentava mal-estar geral, taquipneia, hipertermia corporal de 38ºC, limitação da abertura bucal, dispneia, odinofagia, disfagia, disfonia, estridor e voz de batata quente. Nas regiões sublingual, submandibular esquerda e submentoniana havia um aumento de volume eritematoso de consistência flutuante e hiperémico à palpação. Intraoralmente, observa-se um pavimento da boca elevado, dificuldade em mover a língua e desvio da úvula para o lado direito. ***Ver imagem 1.***

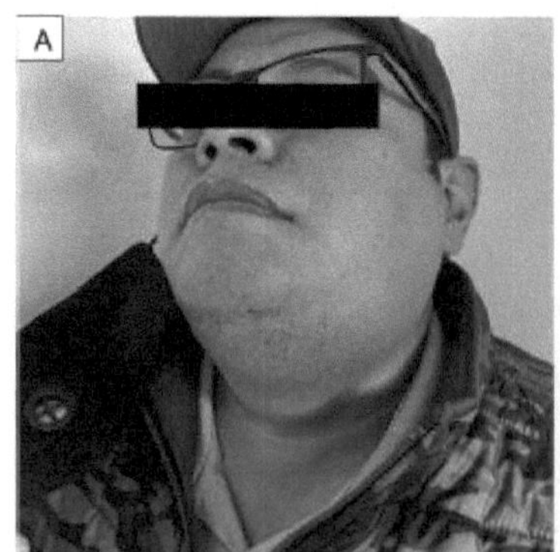

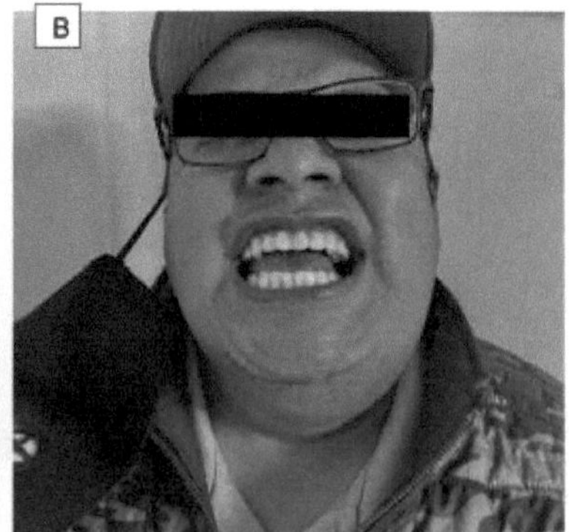

Imagem n.1 **Fotografias extra-orais de um doente com abcesso profundo no pescoço.**

A) Vista lateral: **Observa-se um aumento de volume na região sublingual, submandibular e submental, bem como áreas eritematosas periféricas.**

B) Vista frontal: **Observa-se uma limitação da abertura oral quando se pede ao doente que faça a abertura máxima da boca.**

Inicia o protocolo de cuidados para o abcesso profundo do pescoço:

A. Uma linha permeável periférica foi canulada com solução fisiológica 0,9% 1000cc durante 24 horas e foi iniciada antibioterapia empírica com um regime duplo de antibiótico de ceftriaxona 1 g IV de 12 em 12 horas e clindamicina 600 mg IV de 8 em 8 horas. Para analgesia, utiliza-se paracetamol 1 g IV de 8 em 8 horas e cetorolac 30 mg IV de 8 em 8 horas. Para proteção gástrica, está indicado omeprazol 40 mg IV de 24 em 24 horas.

B. Os resultados laboratoriais obtidos foram: leucócitos: 22.000 células x mm3 , hemoglobina 19,0 g/dl, hematócrito 55,5 % glicose 83 mg/dl, creatinina 0,7 mg/dl, plaquetas 303.000 por microlitro, PT 13,9 seg. PTT 26,0 seg. INR 1,15.

C. Realizou-se tomografia computorizada (TC) simples da massa facial com extensão ao mediastino, que mostrou áreas isodensas em tecidos moles com deslocamento da via aérea para a direita, área hipodensa com coleção no espaço parafaríngeo esquerdo, estendendo-se às áreas submandibular esquerda, sublingual e submental bilateral ***(fig. 3-7).***

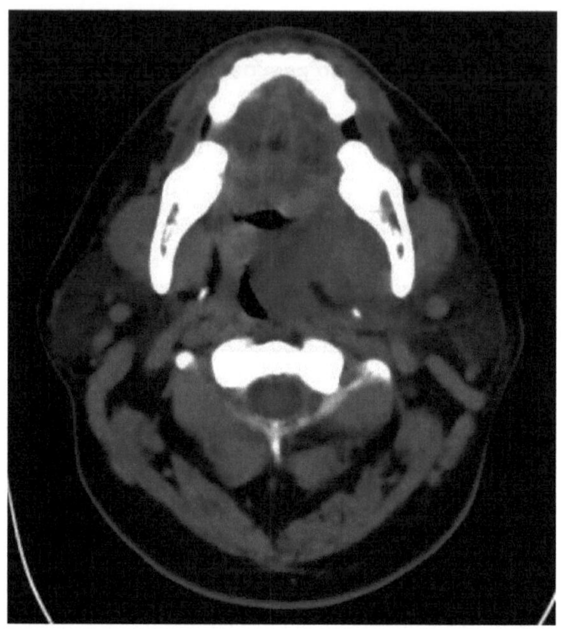

Fig. n. 3 Tomografia computadorizada de massa facial simples em corte axial em janela para tecidos moles ao nível do ângulo mandibular mostrando área isodensa em tecidos moles com deslocamento da via aérea para a direita, área hipodensa com coleção no espaço parafaríngeo esquerdo, estendendo-se para as áreas submandibular esquerda, submental e sublingual bilateral.

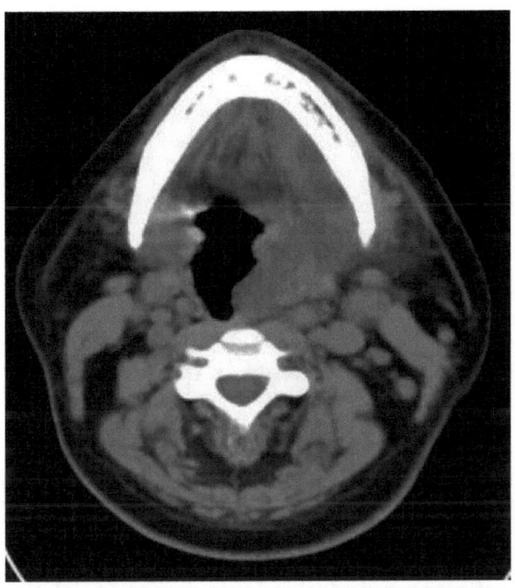

Fig. n. 4 Tomografia computadorizada da massa facial simples em corte axial em janela para tecidos moles ao nível do corpo mandibular mostrando zona isodensa em tecidos moles com deslocamento da via aérea para a direita, zona hipodensa com coleção no espaço submandibular esquerdo, estendendo-se para o espaço sublingual bilateral.

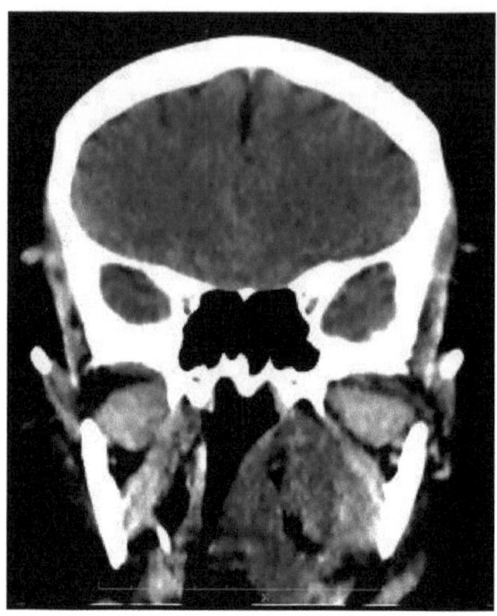

Fig. n. 5 Tomografia computadorizada de massa facial simples em corte coronal ao nível dos ramos mandibulares em janela de partes moles onde se observa uma área isodensa em partes moles na região parafaríngea esquerda, mostrando também áreas hipodensas compatíveis com gás.

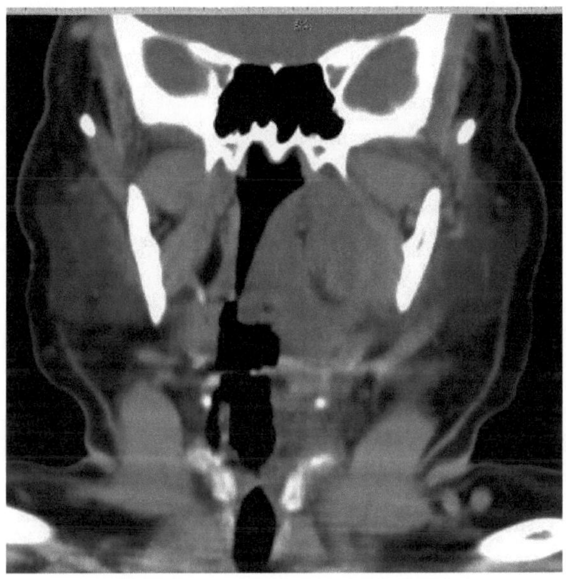

Fig. n. 6 Tomografia computadorizada simples da massa facial em corte coronal ao nível dos ramos mandibulares em vista de tecidos moles mostrando o desvio da via aérea superior para o lado direito.

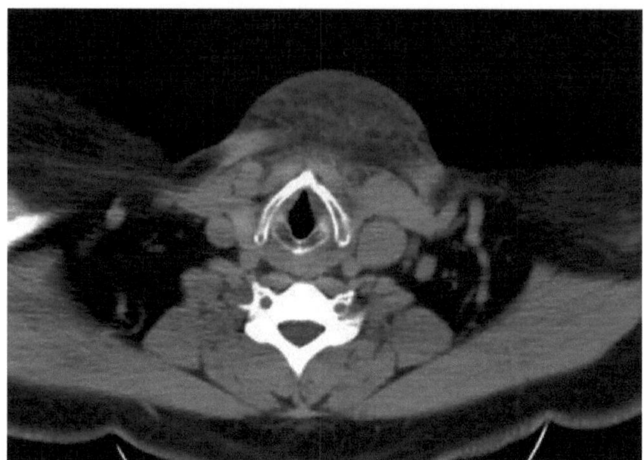

Fig. n. 7 Tomografia computadorizada da massa facial simples com extensão ao mediastino em corte axial ao nível da epiglote, mostrando patência da via aérea, sem evidência de mediastinite.

D. O paciente é admitido no bloco operatório juntamente com as equipas de Anestesiologia, Cirurgia Geral e Cirurgia Plástica Maxilofacial e Reconstrutiva.

E. Sob anestesia geral balanceada e após intubação orotraqueal, foi iniciada uma traqueostomia pelos médicos do Serviço de Cirurgia Geral para proteger a via aérea e evitar o seu colapso. Continua o tempo cirúrgico para incisão e drenagem do abcesso pelo serviço de Cirurgia Plástica Maxilofacial e Reconstrutiva ***(fig. n.8).***

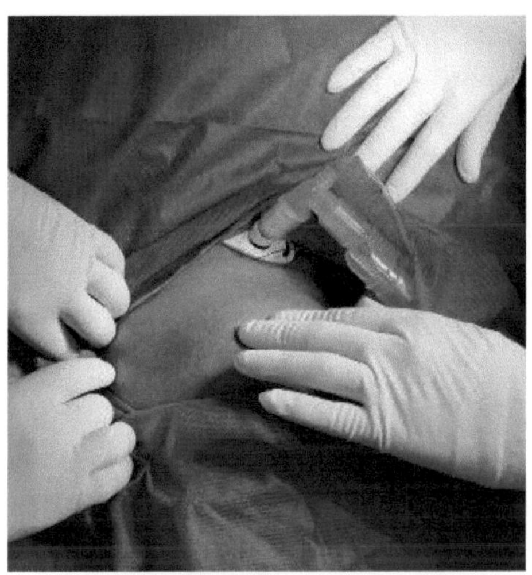

Fig. n.8 Traqueostomia ligada ao ventilador.

F. O foco sético (terceiro molar inferior esquerdo) foi removido. Foram efectuadas duas incisões na zona submandibular e submental esquerda ***(fig.9-10)***. Realizam-se fasciotomias com pinça kelly descomprimindo, comunicando e drenando as áreas anatómicas sublingual bilateral e submandibular esquerda ***(fig.11)***, esta última comunica com o espaço parafaríngeo lateral através de dissecção digitiforme ***(fig.12)***, obtendo-se evacuação de conteúdo francamente purulento de cor amarelada fétida de aproximadamente 35 cc ***(fig.12)***. Realiza-se cultura com antibiograma do leito cirúrgico ***(fig.13)***. Irrigação posterior e limpeza cirúrgica.

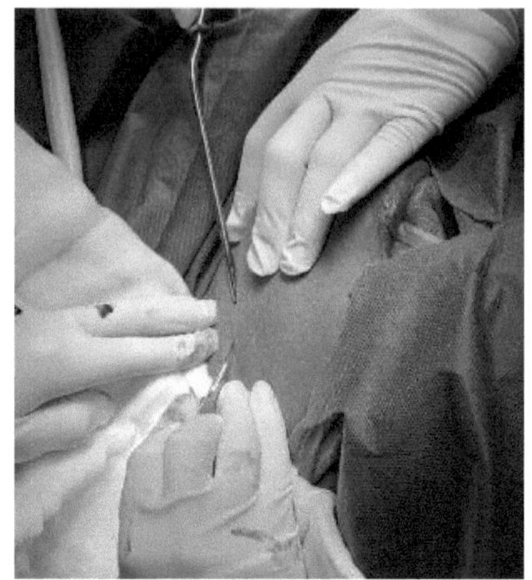

Fig. n. 9 Incisão submandibular.

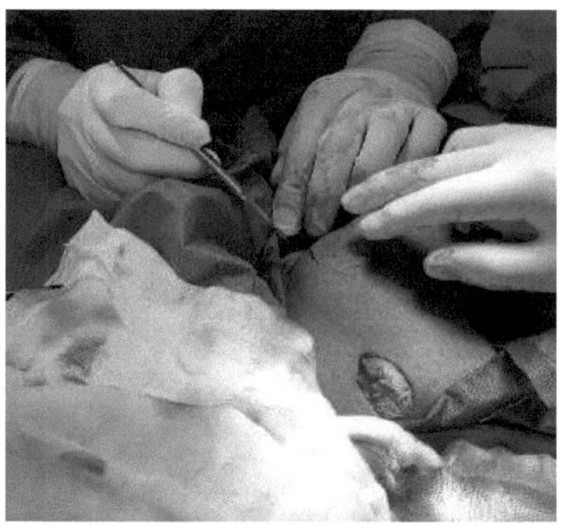

Fig. n. 10 Incisão submentoniana.

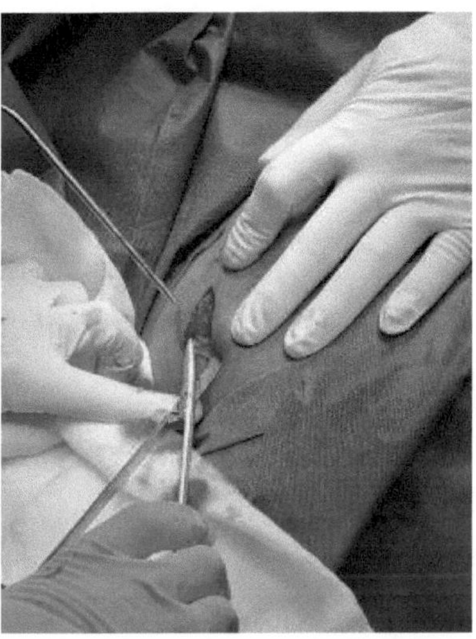

Fig. n. 11 Dissecção por planos com pinça Kelly comunicando os espaços anatómicos envolvidos.

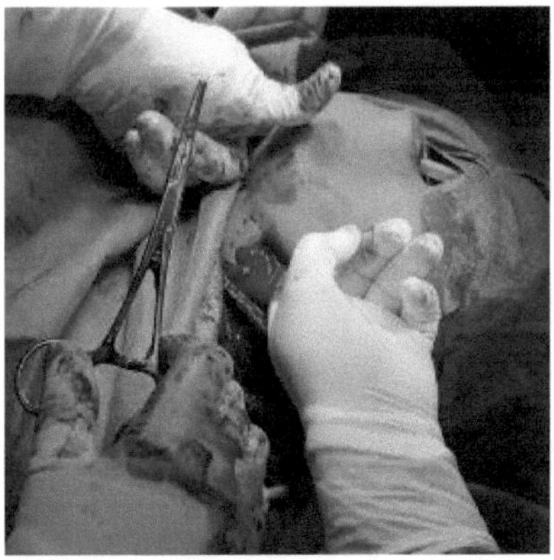

Fig. n. 12 Dígito de dissecção onde os espaços submandibulares comunicam com o espaço parafaríngeo esquerdo, mostrando também a evacuação do conteúdo hemático purulento do abcesso.

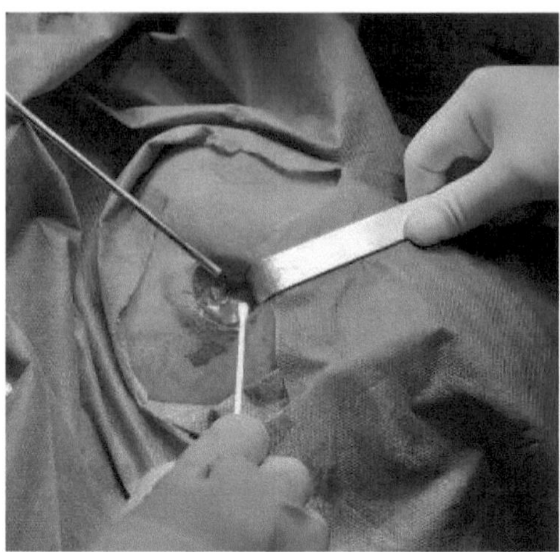

Fig. n. 13 Cultura e antibiograma do local da cirurgia.

São colocados dois tubos de drenagem de Penrose para ligar a zona submental à zona submandibular esquerda, suturados com um ponto de seda simples em ambas as extremidades do tecido cutâneo saudável que rodeia a zona operada ***(fig.14)***. Finalmente, é aplicada uma ligadura cervical para proteger e cobrir os drenos.

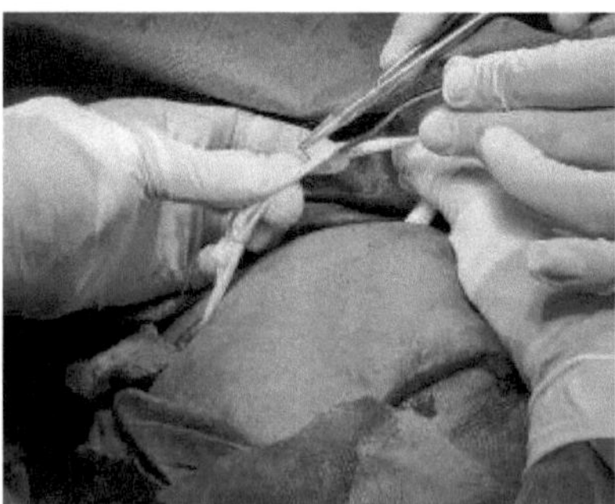

Fig. n. 14 Colocação de drenos Pen Rose comunicando a área submandibular e submental.

G. O doente é internado na unidade de cuidados intensivos e terapêuticos (UCI) para uma monitorização apertada, onde se decide colocar uma sonda nasogástrica para nutrição e alimentação ***(fig.15)***.

De acordo com o protocolo, as feridas cirúrgicas são tratadas com uma solução de terços de iodo, peróxido de hidrogénio e solução fisiológica de 8 em 8 horas pelo Serviço de RCP e Maxilofacial.

Consultado o serviço de Medicina Interna por apresentar uma tensão arterial superior ao normal durante o ato anestésico, foi-lhe diagnosticada hipertensão arterial, tendo sido medicado com amlodipina 5 mg de 12 em 12 horas e captopril 25 mg de 12 em 12 horas.

Os resultados da cultura mostraram *Staphylococcus hominis, pelo que se decidiu* mudar o antibiótico para Imipenem 1g IV de 8 em 8 horas durante 7 dias, uma vez que a bactéria mostrou sensibilidade no antibiograma.

No terceiro dia de internamento na UCI, foi decidido fazer uma progressão e retirar o suporte ventilatório mecânico.

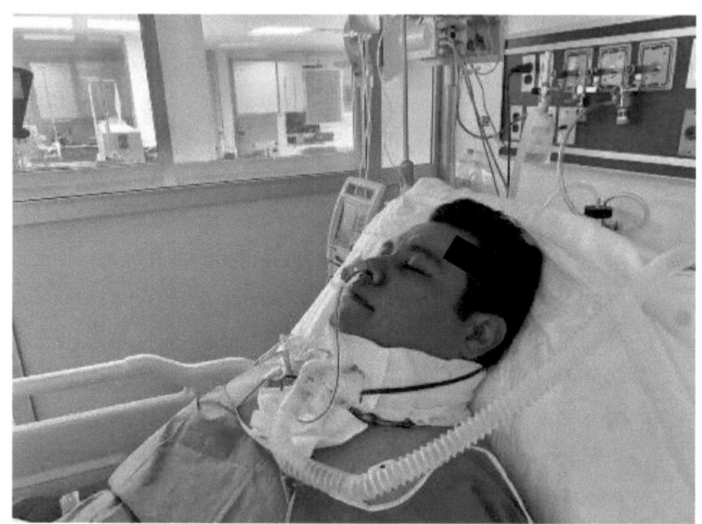

Fig. n. 15 Paciente na UTI após a cirurgia.

H. Onze dias após a admissão, o doente apresentava um índice de Glasgow de 15, sem evidência de SIRS (Síndrome de Resposta Inflamatória Sistémica), hemodinamicamente bem, tendo sido decidido interná-lo na enfermaria de Cirurgia Plástica Maxilofacial e Reconstrutiva, onde foi efectuada uma traqueostomia e retirada a sonda nasogástrica.

I. Passados 13 dias após a intervenção cirúrgica e após ter completado o esquema antibiótico e ter verificado uma evolução da sua saturação (92% sem oxigénio suplementar), apresentava clinicamente uma correcta confrontação dos planos cutâneos na ferida de traqueostomia com bordos livres de dados infecciosos activos, com uma diminuição considerável do aumento de volume na zona do abcesso previamente drenado, observando-se ambas as feridas cirúrgicas livres de dados infecciosos e livres de qualquer tipo de secreção.

As análises laboratoriais revelaram os seguintes resultados: leucócitos 11.200 x mm3, hemoglobina 17,0 g/dl, hematócrito 50,8%, glicose 72 mg/dl, creatinina 0,8 mg/dl, plaquetas 364.000 por microlitro, PT 12,9 seg. PTT 31,8 seg. INR 1,17.

J. A alta hospitalar foi decidida com antibioticoterapia e analgesia oral, lavagem da ferida operatória de 8 em 8 horas com sabão neutro, higiene oral rigorosa, bochechos com clorexidina a 0,12%. Com consultas de seguimento subsequentes no ambulatório no 3º dia após a alta do Hospital Geral do Xoco.

Conclusões

Uma das questões mais controversas e discutidas no campo da cirurgia oral e maxilofacial é a realização ou não da extração dos dentes envolvidos na fase aguda da infeção. A experiência médica com os muitos pacientes internados e operados com este diagnóstico no Hospital Geral do Xoco sugere que a incisão e drenagem tanto na fase celulítica, que é a fase aguda da infeção, como na fase de abcesso e a extração dentária são um complemento importante, o que tem resultado numa recuperação mais rápida do hospedeiro e numa diminuição considerável da carga bacteriana local.

Por outro lado, como mencionado neste trabalho, o rápido aumento e a diminuição dos níveis de proteína c-reativa em processos inflamatórios agudos possibilitam que esse marcador seja um indicador previsível de inflamação na fase aguda, representando uma alta sensibilidade. Um obstáculo neste estudo foi o facto de os níveis de PCR não poderem ser quantificados e reportados no momento da admissão e da alta hospitalar, uma vez que este marcador não é solicitado no protocolo de cuidados para abcessos profundos do pescoço no Hospital Geral do Xoco.

Recorde-se que as infecções odontogénicas são causadas por um grupo conhecido e previsível de determinadas bactérias (aeróbias ou anaeróbias) e que o grau de sensibilidade destes microrganismos aos antibióticos é bem conhecido e constante. Por conseguinte, a utilização de um regime antibiótico empírico destina-se a proporcionar uma terapia farmacológica rápida ao doente à chegada ao hospital, a fim de diminuir a infeção aguda e melhorar o estado do doente. Isto baseia-se no facto de que este antibiótico será o apropriado de acordo com a infeção e a área anatómica onde a infeção está a ocorrer.

É necessário encaminhar precocemente para um especialista os doentes que já tenham sido identificados como tendo algum envolvimento sistémico e que estejam a desenvolver uma infeção odontogénica grave, uma vez que estes doentes fazem parte da população de risco e são propensos à gravidade de um abcesso cervical profundo.

O diagnóstico atempado e o tratamento ideal são fundamentais para reduzir as mortes associadas a infecções odontogénicas graves.

O controlo adequado das comorbilidades associadas do doente pode ser um fator de prognóstico nos doentes que desenvolvem abcesso cervical profundo.

A impregnação farmacológica intravenosa empírica inicial, bem como a drenagem e a lavagem cirúrgicas contínuas demonstraram ser bem sucedidas na sobrevivência de doentes com abcesso cervical profundo no Hospital Geral do Xoco. O tratamento médico multidisciplinar do abcesso cervical profundo representa uma conquista na sobrevivência dos doentes.

ANEXOS

ANEXO 1: Definição e indicações para a traqueostomia.

É importante sublinhar a diversificação do termo traqueostomia em relação a traqueostomia.

A traqueostomia é definida como uma técnica cirúrgica que consiste na criação de uma abertura ao nível da traqueia cervical, seguida da colocação de uma cânula que impossibilita o fecho da incisão recém-feita, permitindo assim que o doente continue a respirar, contornando assim a via aérea superior e permitindo que o ar do ambiente exterior chegue à parte inferior da traqueia, aos brônquios e aos pulmões.

O termo traqueostomia é o ato cirúrgico que tem origem na já referida abertura da traqueia, através da colocação de uma cânula que tem como objetivo a comunicação do ar exterior com a via aérea inferior, e consequentemente a geração de uma forma artificial de respiração. [3]

O Dictionary of Medical Terms of the Royal Academy of Medicine define traqueotomia como a incisão da traqueia, enquanto a traqueostomia é definida como a abertura de um orifício na traqueia para permitir a respiração. [3]

As indicações para a traqueostomia podem manifestar-se em diferentes cenários. A traqueostomia tem como objetivo proporcionar uma via aérea desde o ambiente externo até à via aérea inferior, contornando obstáculos que possam estar presentes na cavidade oral, faringe e laringe. [3]

Nos quadros 10 e 11 são apresentadas duas classificações que indicam as indicações para a traqueostomia. [3]

Tabela n. 10 Indicações para a realização da traqueostomia.

Obstrução mecânica	Obstrução por secreções, insuficiência respiratória ou ambas	Insuficiência respiratória durante ou após:	Retenção de exsudados com insuficiência respiratória alveolar
a) Tumores da faringe, da laringe, da traqueia ou do esófago.	a) Acumulação de exsudados aderente ou com reflexo de tosse insuficiente.	(a) Intoxicação por medicamentos ou venenos.	(a) Doenças sistémicas sistema nervoso central (acidente vascular cerebral, encefalite, poliomielite, tétano).
(b) Malformações congénitas do vias respiratórias/trato gastrointestinal superior.	(b) Para intervenções músculos torácicos e abdominais.	(b) Traumatismo torácico contundente com fratura do tórax e costelas.	b) Eclampsia.
(c) Traumatismo da laringe, ou traqueia.	c) Broncopneumonia.	c) Paralisia da musculatura respiratória.	c) Traumatismo craniano grave, cervical, torácica.
d) Aspiração de corpos estranhos.	(d) Vómitos e aspiração de conteúdo gástrico.	(d) Doenças crónicas doenças pulmonares obstrutivas (enfisema, bronquite crónica, bronquiectasia, asma, atelectasia).	d) Coma neurocirúrgico pós-operatório.
e) Traumatismo craniofacial com edema dos tecidos moles ou fratura da mandíbula.	e) Queimaduras da face, do pescoço e da árvore respiratória.		e) Embolia gasosa ou gorda.
(f) Inchaços (edema) de laringe, traqueia, língua, faringe Proteção das vias aéreas em abcessos profundos do pescoço.	f) Estados pré-coma devido a desregulação metabólica (diabetes, hepática, renal).		

Tabela n. 11 Indicações para traqueostomia de acordo com a AAOHNS.

Indicações para traqueostomia de acordo com a Academia Americana de Otorrinolaringologia e Cirurgia de Cabeça e Pescoço.	
1.	Intubação orotraqueal prolongada ou previsivelmente prolongada.
2.	Incapacidade do doente para gerir as secreções.
3.	Facilita o suporte ventilatório.
4.	Impossibilidade de intubação.
5.	Assistente na gestão ou na cirurgia da cabeça e do pescoço.
6.	Ajuda no tratamento de traumatismos graves da cabeça e do pescoço.

APÊNDICE 2: Técnica cirúrgica de traqueostomia.

O procedimento deve ser efectuado num bloco operatório, de preferência sob anestesia geral. Se tal não for possível, deve ser utilizada anestesia local, mas deve estar sempre presente um anestesista.

1. Antes da operação, o paciente deve ser colocado em decúbito dorsal e o pescoço posicionado em hiperextensão, colocando um rolo sob os ombros, que tem como objetivo elevar a traqueia.

2. São efectuadas técnicas de antissepsia do tecido cutâneo e é infiltrada anestesia local na zona onde vai ser feita a incisão.

3. As estruturas anatómicas da laringe e da traqueia são então localizadas por palpação manual: a laringe é fixada com o primeiro e o terceiro dedos da mão esquerda e a cartilagem tiroide, juntamente com o seu entalhe, o espaço cricotiroideu, a cartilagem cricoide e os primeiros anéis da traqueia são palpados com o dedo indicador da outra mão.

4. Quanto à incisão, esta pode geralmente ser efectuada através de duas técnicas:

   a) Incisão transversal ou descrita como ligeiramente arqueada com concavidade superior lisa, com cerca de 5 cm de comprimento, tendo como referência um dedo abaixo do bordo inferior da cartilagem cricoide, ou ao nível de dois dedos acima do recesso supraesternal. Este tipo de incisão é descrito como mais estético, mas proporciona ao cirurgião um campo cirúrgico estreito.

   b) Incisão vertical, centrada ao nível da linha média, efectuada na zona de segurança que é delimitada, em baixo, pela bifurcação esternal, em cima, pela cartilagem cricoide e, de ambos os lados, pelos bordos anteriores dos músculos esternocleidomastóideos. Este tipo de incisão, embora descrito como uma incisão menos estética, tem a vantagem de proporcionar um campo cirúrgico mais amplo.

5. Disseca-se a pele, o tecido celular subcutâneo e o músculo cutâneo do pescoço (platisma).

6. A camada anterior da aponeurose cervical profunda é dissecada e os músculos pré-laríngeos (esterno-hióideo e esterno-tiroideu) são separados. Por vezes é necessário ligar uma ou ambas as veias jugulares anteriores a este nível.

7. Localiza a linha média albicans dos músculos esterno-hióideo e esterno-tiroideu e disseca a este nível.

8. A camada posterior da aponeurose cervical profunda é incisada, onde aparece o istmo da glândula tiroide, que pode chegar até ao 3º ou 4º anel da traqueia, sendo normalmente seccionado e ligado com suturas para expor adequadamente a traqueia, uma técnica descrita como traqueotomia transistémica, podendo por vezes ser deslocado cranialmente (traqueotomia infraistémica) ou caudalmente (traqueotomia supraistémica).

9. Em ambos os lados da traqueia corre o feixe vasculonervoso do pescoço, constituído pela artéria carótida, a veia jugular interna e o nervo vago, e imediatamente atrás da traqueia encontra-se o esófago. Em condições normais, não costumam ser danificados, mas quando existem tumores, processos inflamatórios ou traumáticos no pescoço, devem ser tomadas precauções extremas.

10. A parede anterior da traqueia é infiltrada com anestesia local para evitar os reflexos inibitórios durante o acesso à traqueia.

11. A traqueia é incisada através de uma incisão vertical em crianças ou de uma incisão horizontal em adultos, ressecando uma janela da cartilagem traqueal ou fazendo um retalho em forma de U, evitando, se possível, cortar o balão do tubo endotraqueal e deixando pelo menos um anel traqueal intacto abaixo da cartilagem cricoide, abrindo idealmente ao nível do 3º anel traqueal. Quando a traqueostomia é efectuada a um nível muito elevado (perto da cartilagem cricoide), existe o risco de estenose subglótica, que é difícil de tratar. Uma traqueostomia a um nível muito baixo apresenta o risco de hemorragia maciça devido à lesão do tronco braquiocefálico.

12. A traqueia é fixada à pele com pontos de seda nos bordos superior e inferior, incluindo a pele, o tecido celular subcutâneo e a parede da traqueia.

13. Ao aceder à traqueia, o tubo orotraqueal é desinsuflado e retirado lentamente logo acima da incisão, sem o remover.

14. Insere a cânula de tamanho adequado com a sua guia romba, depois de verificar o estado do balão.

15. Uma vez colocado no local, as secreções ou o sangue são aspirados com um tubo flexível e o circuito de ventilação é comutado para a cânula.

16. Uma vez confirmada a ventilação e oxigenação adequadas do doente, os retractores e o tubo endotraqueal são retirados. A cânula é normalmente a número 7 ou 8 nos adultos. Nas crianças, são normalmente utilizadas cânulas de número 2 a 5. O balão da cânula deve ser insuflado conforme apropriado, de acordo com a patologia do doente e na medida do necessário.

17. Finalmente, a hemostase é verificada cuidadosamente e a pele é suturada de cada lado com 1 ou 2 pontos de seda.

18. Coloca o babete e as correias específicas para segurar a cânula traqueal à volta do pescoço e presta cuidados pós-operatórios imediatos.[3]

8. Referências bibliográficas.

1.Levy M. Intraperitoneal drainage. Am J Surg [Internet]. 1984;147(3):309–14. Disponible en: https://www.sciencedirect.com/science/article/pii/0002961084901569

1.

2.Robinson JO. Surgical drainage: an historical perspective. Br J Surg [Internet]. 1986;73(6):422–6. Disponible en: http://dx.doi.org/10.1002/bjs.1800730603

3. García AC. Manual de manejo de la traqueotomía para Sanitarios y Pacientes. Algeciras: LiberLIBRO; 2014.

4. Drenajes abdominales: una breve reseña histórica. Irish medi. 2001;94(6):164–6.

5. Fating NS, Saikrishna D, Vijay Kumar GS, Shetty SK, Raghavendra Rao M. Detection of bacterial flora in orofacial space infections and their antibiotic sensitivity profile. J Maxillofac Oral Surg [Internet]. 2014;13(4):525–32. Disponible en: http://dx.doi.org/10.1007/s12663-013-0575-7

6. Peterson LJ. Contemporary management of deep infections of the neck. J Oral Maxillofac Surg [Internet]. 1993;51(3):226–31. Disponible en: https://www.sciencedirect.com/science/article/pii/S0278239110801624

7. Parthiban S, Muthukumar R, Karthi M. Ludwig's Angina: A Rare Case Report [Internet]. Vol. 2, Indian Journal of Multidisciplinary Dentistry; Chennai volume. 2012. Disponible en:

https://www.proquest.com/openview/61d00b025338d589404e13fee3ea2e33/1?pq-origsite=gscholar&cbl=1316336

8. Nicolaou KC, Rigol S. A brief history of antibiotics and select advances in their synthesis. J Antibiot (Tokyo) [Internet]. 2018 [citado el 25 de febrero de 2022];71(2):153–84. Disponible en: https://www.nature.com/articles/ja201762

9. Thompson. SH. Anatomy Relevant to Head, Neck, and Orofacial Infections. En: Head neck and Orofacial Infections. St. Louis Missouri: Elsevier; 2016. p. 60–93.

10. Ferneini EM, Goldberg MH. Management of oral and maxillofacial infections. J Oral Maxillofac Surg [Internet]. 2018 [citado el 25 de febrero de 2022];76(3):469–73. Disponible en: https://www.joms.org/article/S0278-2391(17)31452-0/fulltext

11. Flynn TR. Fundamentos del tratamiento y la prevención de las infecciones odontogénicas. In: Cirugía Oral y Maxilofacial Contemporánea. Barcelona, Spain: Elsevier Masson; 2014.

12. Dinulos JGH, Pace NC. Bacterial Infections. In: Eichenfield LF, Frieden IJ, Esterly NB, editors. Neonatal Dermatology. Toronto, ON, Canada: Elsevier; 2008. p. 173–91.

13. Karkos PD, Leong SC, Beer H, Apostolidou MT, Panarese A. Challenging airways in deep neck space infections. Am J Otolaryngol [Internet]. 2007;28(6):415–8. Available from: https://www.sciencedirect.com/science/article/pii/S0196070906002638

14. Flynn TR. Principles of Management of Odontogenic Infections. In: Peterson's principles of oral & maxillofacial surgery. Ontario: BC Decker; 2004. p. 277–312.

15. Rabie M. Shanti. TRF. Principles of Antimicrobial and Surgical Infection Management. In: Head neck and Orofacial Infections. St. Louis Missouri: Elsevier; 2016. p. 121–40.

16. Rosas LMA, Ballesteros FM, Taborda KNN, Fuentes FAP, Mora JA, Jens CT. Relación anatómico-radiológica de los espacios del cuello. Rev Médica Sanitas [Internet]. 2017 [cited 2022 Feb 25];20(1):40–9. Available from: https://revistas.unisanitas.edu.co/index.php/RMS/article/view/250

17. Matthew E. Lawler. ZP. Imaging for Head, Neck, and Orofacial Infections. In: Head neck and Orofacial Infections. St. Louis Missouri: Elsevier; 2016. p. 103–20.

18. Agarwal AK, Kanekar SG. Submandibular and sublingual spaces: diagnostic imaging and evaluation. Otolaryngol Clin North Am [Internet]. 2012 [cited 2022 Feb 25];45(6):1311–23. Available from: https://www.oto.theclinics.com/article/S0030-6665(12)00119-3/fulltext

19. Sadrameli M, Mupparapu M. Oral and maxillofacial anatomy. Radiol Clin North Am [Internet]. 2018 [cited 2022 Feb 25];56(1):13–29. Available from: https://www.radiologic.theclinics.com/article/S0033-8389(17)30126-4/fulltext

20. Heidegger T. Management of the difficult airway. N Engl J Med [Internet]. 2021;384(19):1836–47. Available from: http://dx.doi.org/10.1056/NEJMra1916801

21.Heim N, Wiedemeyer V, Reich RH, Martini M. The role of C-reactive protein and white blood cell count in the prediction of length of stay in hospital and severity of odontogenic abscess. J Craniomaxillofac Surg

[Internet]. 2018;46(12):2220–6. Available from: https://www.sciencedirect.com/science/article/pii/S1010518218306140

22.Fu B, McGowan K, Sun JH, Batstone M. Increasing frequency and severity of odontogenic infection requiring hospital admission and surgical management. Br J Oral Maxillofac Surg [Internet]. 2020;58(4):409–15. Available from: https://www.sciencedirect.com/science/article/pii/S0266435620300140

23. Flynn TR. What are the antibiotics of choice for odontogenic infections, and how long should the treatment course last? Oral Maxillofac Surg Clin North Am [Internet]. 2011 [cited 2022 Feb 25];23(4):519–36, v–vi. Available from: https://www.oralmaxsurgery.theclinics.com/article/S1042-3699(11)00143-9/fulltext

24. Morton H. Goldberg. RGT. Odontogenic Infections and Deep Fascial Space Infections of Dental Origin. In: Oral and Maxillofacial Infections. Philadelphia, PA: Saunders; 2002. p. 163.

25. Flynn TR. Surgical management of orofacial infections. Atlas Oral Maxillofac Surg Clin North Am [Internet]. 2000 [cited 2022 Mar 1];8(1):77–100. Available from: https://www.oralmaxsurgeryatlas.theclinics.com/article/S1061-3315(18)30043-X/pdf

26. Bischofberger AS. Drains, Bandages, and External Coaptation. In: Auer JA, Stick J, Kümmerle JM, Prange T, editors. Equine Surgery. St. Louis, Missouri: Elsevier; 2019. p. 280–300.

27. McCarter YS. Laboratory Microbiological Diagnostic Techniques. In: Oral and Maxillofacial Infections. Philadelphia, PA: Saunders; 2002. p. 43–61.

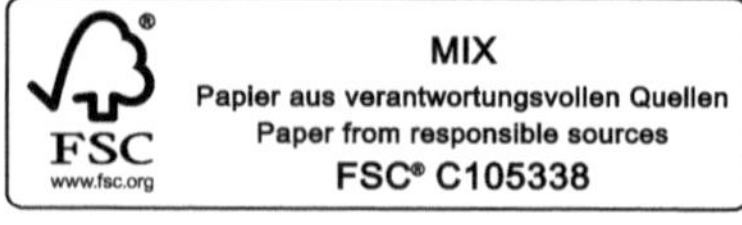

Printed by Books on Demand GmbH, Norderstedt / Germany